신이 내려준
파이토 주스

신이 내려준 파이토 주스

펴 냄	2009년 11월 15일 1판 1쇄 박음 / 2014년 1월 25일 1판 3쇄 펴냄
지은이	오영지
옮긴이	강점숙
펴낸이	김철종
펴낸곳	(주)한언
	등록번호 제1-128호 / 등록일자 1983. 9. 30
주 소	서울시 종로구 삼일대로 453(경운동) KAFFE빌딩 2층 (우 110-310)
	TEL. 02-723-3114(대) / FAX. 02-701-4449
책임편집	정민규 · 함정훈 · 한지연
디자인	정현영 · 양미정 · 백은미 · 김영민
마케팅	최단비 · 오영일 · 김상숙
홈페이지	www.haneon.com
e-mail	haneon@haneon.com

ISBN 978-89-5596-540-7 13510

신이 내려준
파이토 주스

오영지 지음 | 강점숙 옮김

한언

자연양생법에 건강과 행복이 있다

이 책은 단 하나의 목적을 위해 만들어졌다. 그것은 폐암을 이겨낸 의사로서 나의 직접 체험과 숱한 임상 실험을 통해 지난 30년간 쌓아온 건강 노하우를 독자 여러분과 공유하는 것이다. 나는 이 책을 통해 여러분에게 질병으로 인한 고통과 노화는 극복할 수 있는 것이며, 젊음을 유지하는 것 또한 헛된 꿈이 아니라는 사실을 증명하고자 한다. 이 책에서 제시한 방법을 그대로 따른다면 여러분은 건강하게 사는 동시에 암과 같은 심각한 질병도 예방하고 치료할 수 있다.

나는 현대인의 잘못된 식습관과 생활 방식에 대한 안타까운 마음으로 이 책을 쓰게 됐다. 주지하다시피 현대 사회는 갈수록 급박하게 돌아가고 있으며 삶 자체가 각박해지면서 우리가 받는 육체적, 정신적 스트레스의 강도는 자꾸만 높아져 가고 있다. 이에 따라 각종 암, 심장병, 당뇨병, 비만, 고혈압 등 치명적인 질환의 발병률 또한 날로 높아지고 있다.

안타까운 것은 이 같은 상황인데도 자신의 병을 돌볼 시간적, 경제적 여유가 없는 환자가 점점 많아지고 있다는 것이다. 하지만 돌보지 않고 방치해도 좋을 만큼 하찮은 환자는 그 어디에도 없다. 그리고 스스로가 자신을 돌볼 수 있는 방법이 분명히 있다. 내가 이 책을 쓰게 된 이유도 이처럼 자신의 힘으로 병을 이겨내고 건강을 유지할 수 있는 방법이 존재한다는 사실을 널리 알리기 위해서이다. 그것이 바로 '자연양생법'이다.

이 책에서 말하는 자연양생법이란 '가공하지 않은 천연 식품으로 건강을 증진시키는 것'으로서 우리 몸에 매우 유익한 건강법이다. 자신의 체질, 증상, 혈액형과 건강 상태를 고려해 이 책이 제시하는 식이 요법에 따라 자신의 몸을 '대청소'할 필요가 있다.

20년 전부터 나는 자연양생법, 즉 생식과 자연치료법의 탁월한 효과를 강조해왔다. 하지만 당시 중국에서 생식은 익숙한 식습관이 아니었다. 특히 중국 전통 의학에서는 날것과 찬 것은 체력이 약한 환자에게 좋지 않다고 보았다. 그러나 현대인들은 육류 섭취량이 매우 많고 영양 또한 넘친다. 뿐만 아니라 잘못된 식습관과 생활 습관, 그리고 환경 오염 등의 영향으로 몸에 독소가 많이 쌓여 있으며 체질도 산성화되었다. 자연양생법은 이런 여러 가지 문제로 인해 생기는 질병들을 근본적으로 해결해줄 수 있는 건강법이다.

나는 오랫동안 대만, 중국, 동남아시아, 인도, 유럽, 아프리카 등지에 자연양생법을 알리는 일을 해왔다. 또한 영양학과 심리학을 전공한 아내와 함께 미국의 여러 도시를 방문해 의사, 환자, 그리고 건강에 관심이 많은 사람들에게 그들이 평소 즐겨 먹는 야채와 과일로 질병을 이겨내고 장수할 수 있는 간단하면서도 놀라운 방법을 알려주었다. 이제는 세계 각지의 저명한 영양사, 의사, 치료사 등이 모두 나의 자연양생 수업을 통해 생식과 야채과일즙의 뛰어난 효험을 접하게 되었다.

이처럼 여러 나라를 돌아다니며 수많은 사람들에게 간단하면서도 경제적인 건강법을 알려주면서 나는 더 열심히 공부해 자연 의학과 영양학, 그리고 의학 박사 학위를 취득했다. 물론 학위를 자랑하는 것은 절대 아니다. 그리고 하나님 안의 삶에서 이러한 것은 중요하지 않다. 자신의 능력을 도움이 필요한 사람을 위해 쓰지 않고 사회에 기여하지 않는다면 학위는 한낱 '종이 쪼가리'에 불과하다. 내가 끊임없이 새로운 지식과 가치관을 추구하는 것은 스스로 충만한 사람이 되기 위해서이다. 배움이란 마치 물을 거슬러 오르는 것과 같아서 앞으로 나아가지 않으면 퇴보하기 마련이다.

과거 여러 출판사로부터 출판 요청이 있었지만 그때는 경험이 부족했고 사례를 더 많이 연구해 생식의 정확한 효능을 증명해야 했기에 미진한 내용을 책에 담을 수 없었다. 하지만 일흔 살이 다 될 때까지 30년간 수많은 연구과 임상 실험을 거듭해왔고, 이제는 각고의 노력 끝에 얻어낸 연구 결과를 한 권의 책에 꼭 담아야겠다고 생각했다. 친구들과 수강생들도 지속적으로 출간을 권유했으며, 특히 아내와 며느리가 책을 출간해야 더 많은 사람이 건강해질 수 있다며 적극 권유해 나의 책이 이렇게 빛을 보게 됐다.

책은 독자들이 자연양생법을 쉽게 이해할 수 있도록 구성했다. 1장과 2장에서는 나뿐만 아니라 여러 환자들이 암 외의 여러 질병을 극복한 수기를 실어 독자들에게 자연양생법을 통해 건강을 되찾을 수 있다는 용기를 북돋아 드리고자 했다. 3장에서는 우리 몸의 면역 체계와 자가 치유 시스템을 강화할 수 있는 바이오리듬 건강법과 혈액형별 식사법 등을 설명하였다. 이어 4장에서는 암을 치료할 수 있는 식물내재영양소에 관하여 설명하고, 다양한 식물내재영양소를 함유하고 있는 식품들을 소개하였다. 5장과 6장에는 현대인들의 잘못된 식습관과 그로 인해 나타난 질병들을 해결할 수 있는 건강한 식습관을 담았다. 마지막으로 7장에서는 질병별로 섭취해야 할 야채과일즙 레시피를 수록해 자연양생법을 보다 손쉽게 실천할 수 있도록 했다.

건강을 되찾으려면 이 책의 식이 요법을 4개월간 지속해야 한다. 물론 책 속의 노하우나 사례가 모든 사람에게 적용되거나 효과가 있는 것은 아니다. 하지만 여러분이 얼마나 많은 시간과 노력을 기울이냐에 따라 여러분의 건강은 달라질 수 있다. 그렇지만 단기간 내에 건강해질 수는 없는 법이다. 건강해지려면 오랜 시간을 투자해 몸을 보양해야 한다.

나는 환자의 병이 빨리 낫지 않는다고 해서 크게 걱정하지는 않는다. 그러나 구사일생으로 목숨을 건진 사람은 매우 걱정스럽다. 중병을 앓다가 완치된 환자들은 대개 예전에 병을 고치기 위해 지켰던 규칙은 어느새 다 잊고 닥치는 대로 먹기 때문이다. 이런 경우에는 결국 병이 재발해 생명을 잃고 만다. 정말 안타까운 일이 아닐 수 없다. 따라서 독자 여러분 중 혹시 병을 고쳤다고 해서 예전의 통제되지 않는 식습관으로 되돌아간 분이 있다면 지금부터라도 이 책을 통하여 잘못된 식습관과 생활 방식을 근본적으로 바꿔 오래도록 건강을 유지하기 바란다. 건강은 여러분의 자세에 달려 있다. 몸에 해로운 식품을 멀리하고 생활 습관을 바꾸기만 해도 여러분의 미래가 달라질 수 있다는 것을 명심하기 바란다.

만약 4개월간 이 책의 식이 요법을 시도했는데도 병세가 전혀 나아지지 않는다면 그만둬야 한다. 혹시 식이 요법 때문에 다른 증세가 나타나면 반드시 전문의의 소견을 들어보기를 바란다. 또한 만약 여러분 중에 질환을 앓고 있거나 몸에 어떤 증상이 있는 분이 있다면 전문의의 치료와 자연양생법을 병행할 것을 권한다. 특히 암 환자의 경우 이 책의 방법을 따르고 있다 하더라도 의사이 지시에 따라 수술, 화학 치료, 방사선 요법 등을 받아서 치료 시기를 절대로 놓쳐선 안 된다.

아울러 이 책은 건강 자문서로, 질병에 대해 진단을 하고 처방을 내리거나 약품을 추천하고자 하는 것이 아님을 밝혀 둔다. 또 책에서 언급한 음식 재료와 영양 식품은 특정 업체의 요청에 따라 추천한 것이 아니며 사실만을 기록했다는 점 역시 명확히 인지해주시기 바란다.

생사가 우리 맘대로 되는 것은 아니지만 한치 앞도 내다볼 수 없는 삶에서 열심히 일하며 돈을 버는 이유는 즐겁고 건강하게 살기 위해서이다. 나는 이 책을 통해 절망에 빠진 환자를 구해낼 수 있다고 믿는다. 앞으로도 살아 있는 동안은 평생을 지속해온 나의 연구 결과를 가지고 인류를 위해 미력하나마 기여하고자 노력할 것이다.

자연치료법과 질병 예방법이 수록된 이 책은 여러분의 충실한 주치의가 되어줄 것이다. 모쪼록 이 책이 끊이지 않는 병마로 고통 받고 있는 환자에게는 건강을, 자연양생 건강법에 관심 있는 사람에게는 생기와 정력을, 오십을 넘긴 중장년층에게는 젊음을 주는 계기가 되길 진심으로 바란다. 남녀노소 모두 몸에 좋은 식단을 통해 몸과 마음, 영혼까지 건강한 삶을 영위하기를 기원한다.

늘 세계 각지를 돌며 강연과 교육을 하고 자선 사업에 참여하는 등 일정이 빡빡해서 독자의 이메일, 팩스에 일일이 답변하지 못하는 경우도 있으니 이 점 양해 바란다.

吳永志

오영지(吳永志)

30년간의 건강 노하우를 집대성하다

우펑룬위(吳馬潤鈺)
오영지 의사의 부인, 미국 '자연치료센터' 창립자

남편이 폐암 진단을 받고 고통스럽게 암 투병을 하고 있을 당시, 나는 의사였지만 아무것도 해줄 수 있는 게 없었다. 남편의 고통을 그저 바라볼 수밖에 없는 무력감은 나를 너무 고통스럽게 만들었다. 매일매일 너무 원통하고 분했다. '내가 의사인데 남편의 병을 낫게 할 방도가 없다니!'

힘든 시간을 보냈지만 그나마 다행은 종교로 마음의 위안을 얻을 수 있었다는 점이었다. 남편 역시 하나님의 특별한 섭리로 제2의 삶을 살 수 있게 되었다.

흘러간 과거지만 당시의 고통스러웠던 기억은 우리 부부에게 건강의 소중함을 깊이 깨닫게 해주었고, 매사에 감사하는 마음을 갖게 해주었다. 우리가 함께 세계를 돌며 공개 강연을 하는 이유 역시 모두에게 건강의 소중함을 알려주기 위해서이다.

더 많은 사람들이 음식을 제대로 섭취하고 건강에 대한 정확한 가치관을 갖게 되길 바란다. 그것이 바로 우리의 바람이며 그것이 실현되어야만 우리 역시 행복하게 살 수 있을 것이다.

이미 여러 출판사로부터 남편에게 건강 노하우와 정보를 담은 책을 출판하자는 요청을 받았었다. 그러나 남편은 책을 쓰는 것보다 환자를 더 많이 만나고 연구를 통해 의학 지식을 넓히는 일이 중요하다고 생각했기 때문에 이를 거절해왔다.

하지만 교회 신자들을 위해 아낌없이 봉사해온 목사님이 오히려 자신의 건강 관리에 소홀한 모습을 보며, 그리고 목사님의 기도와 노력에도 신자들이 질병의 고통에서 벗어나지 못하고 심지어 하나님의 곁으로 가는 것을 보면서 남편과 내가 아무리 열심히 전 세계를 다닌다 해도 여전히 우리가 알지 못하는 수많은 환자들이 죽어가는 일은 막을 수 없다는 사실을 절감했다. 더 이상 책의 출간을 미루는 것은 의미가 없었다.

남편과 나는 부족한 시간을 쪼개 가장 기본적인 식품 중에서 우리 몸에 가장 좋은 식품을 찾기 위해 동분서주했다. 이 책은 그동안 우리 부부가 했던 노력의 결실이다. 남편이 책을 쓰기로 결심한 이유 중 하나는 미약하게나마 사회에 기여하기 위해서이다. 책에서 제시하는 모든 내용은 그가 30년간 끊임없이 공부하고 테스트와 검증을 거쳐 얻어낸 결과물이다. 자연양생법은 오의사 본인이 질병을 치료하고 예방하면서 얻은 가장 큰 결과물인 셈이다.

책에 제시된 건강법은 모두 경제적이고 간단해서 실천하기 쉽다. 여러분 역시 앞으로 이 책을 통해 질병을 치료하고 예방하면 건강하고 행복해질 수 있다. 이 책의 또 다른 목적은 예방이 최우선이라는 사실을 알리는 것이기도 하다. 질병과의 싸움에서 이길 수 있는 자세와 자신감을 갖고 몸을 깨끗이 하면서 몇 달동안 책에 제시된 방법을 따른다면 누구든 건강해질 수 있다.

물론 4개월 넘게 이 책의 방법을 따랐는데도 별다른 변화를 느끼지 못한다면 이 방법은 당신에게 맞지 않는 것이다. 그럴 경우 다른 방법을 찾아야 한다. 자연 의학이 몸에 좋아도 어떤 사람에게는 화학 치료, 전기치료, 수술 등이 더 효과적인 치료법일 수 있기 때문이다.

따라서 환자인 경우에는 되도록 두 가지 방법을 병행하라고 권하고 싶다. 전기치료나 화학 치료를 받으면서 자연 의학에 따라 자신의 면역력과 치유력을 키우는 것이다. 몸속에 남아 있는 화학 물질과 독소를 내보내고 부족한 영양소를 보충해야 한다. 이를 위해 인스턴트 식품은 되도록 먹지 말아야 한다.

남편인 오의사는 다소 부족하더라도 이 책이 계기가 되어 학자와 전문가가 자연양생법을 지속적으로 연구해 인류의 건강 증진에 기여할 수 있는 방법이 제시되기를 진심으로 바라고 있다.

우리 부부는 여러분이 긍정적인 마음과 끈기를 갖고 있다면 어떤 불치병이라도 치료할 수 있다고 굳게 믿는다. 환자를 비롯한 모든 사람들에게 이 책의 좋은 정보와 우리의 열정, 그리고 사랑이 전해지기를 진심으로 바란다.

신의 사랑으로 병을 고치는 오영지 의사

천수룽(陳述榮) 목사
미국 캘리포니아 주

　　우리는 과학의 발달과 함께 수명 연장에 모든 노력을 기울이게 되었다. 당나라의 시인 두보가 '인생칠십고래희(人生七十古來稀)'라 하여 "사람이 태어나서 70년을 사는 일은 드문 일"이라 했지만, 지금은 주위에서 백 살까지 사는 사람을 심심찮게 볼 수 있다. 나 역시 백 살이 다 되어가고 있지 않은가! 그러나 고되고 짧은 우리 인생에 질병과 재난은 뜻밖에 찾아오곤 한다. 특히 말만 들어도 가슴이 덜컹 내려앉는 암은 우리를 죽음으로 내모는 가장 무서운 질병이다.

　　이러한 현실 속에서 이렇게 오의사의 자연양생법을 접할 수 있게 되어 참으로 다행이다. 본인 자신이 자연양생법으로 폐암을 이겨냈기 때문에 그의 노하우는 실로 값진 것이라고 할 수 있다.

　　이 책에 수록된 암 치료 효과는 이미 여러 논문에서 발표된 바 있으며 그의 수상 경력도 화려하다. 이 책 한 권을 통해 힘든 상황 속에서도 끈기를 가지고 꾸준히 노력해 질병을 극복할 수만 있다면 그 어떠한 것보다도 소중한 가치를 얻을 수 있을 것이다.

전 세계에서 쏟아지는
감동과 찬사

간질병도 많이 나아졌고 마음과 정신도 편안해졌다. 오의사는 나를 자살의 문
턱에서 희망의 삶으로 인도했다.

대니얼 구즈*Daniel Gudz*(러시아, 27세, 간질병 환자)

건강하고 싶은 사람은 오의사의 자연양생법을 배워라. 그가 권하는 야채과일즙
으로 모든 사람이 건강했으면 한다.

엠마 파파*Emma Papa*(멕시코, 76세, 당뇨병·유방암 환자)

오의사의 자연양생법에 따라 식생활을 바꿨더니 내 삶이 달라졌다. 다른 사람
들도 올바른 식단과 영양소 섭취를 통해 나처럼 완치되기를 바란다.

이블린 충*Evelyn Chung*(대만, 대장암 환자)

아이가 생후 19개월이 되었을 때 자폐아 판정을 받았다. 하지만 오의사를 만나

면서 이는 잘못된 판정이었다는 것을 알게 됐다. 오의사의 자연양생법대로 식단을 바꾼 후 오의사도 놀랄 만큼 아이가 차도를 보였다. 만 2세가 된 아이는 알파벳을 읽고 13까지 숫자를 세며 색상도 두 가지 이상 구별할 수 있게 되었다. 더 이상 우리 아이는 자폐아가 아니다. 오의사에게 늘 감사한다.

엘리자베스Elizabeth(미국, 자폐아를 둔 어머니)

오의사의 강연을 듣고 느낀 바가 많았다. 식단을 바꾸면서 차츰 건강을 되찾기 시작했다. 진심으로 오의사에게 감사한다.

셀린Seline(홍콩, 뇌 경화 환자)

3년 동안이나 아이를 갖기 위해 산부인과를 다녔지만 진전이 없었다. 하지만 오의사의 자연양생법을 따른 후 18kg이나 감량하면서 지금은 불임에서 벗어났다. 언제나 환자의 편에서 사랑으로 치료하는 오의사에게 감사한다.

재스민 초Jasmine Chow(말레이시아, 불임증 환자)

1985년 일을 하던 중 척추를 다쳐 3년간 일을 못한 채 병원을 다녔다. 오랫동안 진통제와 싸워야 했고 차도가 없어서 급기야 수술을 해야 했다. 그러나 오의사를 만나면서 식단과 생활 습관을 바꿨고 야채과일즙을 꾸준히 먹었더니 지금은 통증이 싹 사라졌다. 오의사 덕분이다.

구티에레즈 J. Gutierrez(척추 손상 환자)

c o n t e n t s

자연양생법으로
병을 고친 사람들

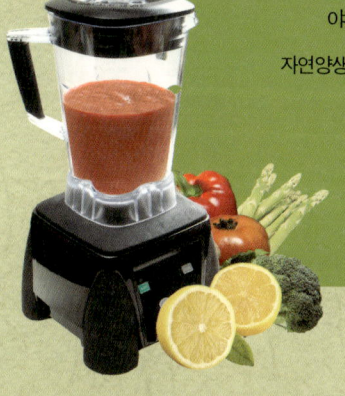

여기 자연양생법을 통해 새 삶을 얻은 이들의 이야기가 있다. 의사조차도 치료를 포기했던 사람들이 이제는 건강하게 살아가고 있다. 이들의 이야기를 통하여 과학이 답해줄 수 없는 자연의 놀라운 치유력을 경험해보자.

자연양생법으로 병을 고친 사람들

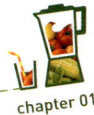

여기에서 소개할 이야기는 첨단 과학과 의학마저 포기한, 상식의 선에서는 절대 불가능한 지점에서 놀라운 변화를 경험한 사람들의 이야기이다.

그들은 자연양생법(自然養生法)을 통해 매일매일 '기적'을 경험하고 있다. 누구 하나 살 수 있다고 말해주지 못했던 자신의 몸이 다시 살아나는 기적을 체험한 것이다. 암 환자부터 자폐증 환자까지 수많은 사람들의 삶에서 극적인 치유가 일어나고 있다. 자연양생법을 통해 세계에 뿌려진 희망과 변화의 씨앗들이 이제 열매를 맺어가고 있는 것이다.

여기, 자연양생법을 통해 새 삶을 얻은 이들의 이야기가 있다. 이들의 이야기를 통하여 우리는 과학이 답해줄 수 없는 자연의 놀라운 치유력을 간접적으로나마 느낄 수 있을 것이다. 우선 자연양생법을 통해 가장 먼저 스스로 암을 극복했던 나의 이야기부터 해보고자 한다.

주님의 식단으로 새 삶을 얻다

오영지(吳永志, Dr. Tom Wu)

서양 의학을 전공한 나는 겨우 나이 서른에 폐암 3기 진단을 받았다. 불과 서른에 암이라니! 그것도 폐암 3기였다. 공포와 절망에 사로잡힌 채 좋다는 약은 모조리 구해 열심히 먹었지만, 효과를 볼 수 없었다. 최후의 수단으로 의사의 권유에 따라 폐의 우측에 있는 폐엽 2개를 제거하기로 했다.

의사의 제안에 동의하고 수술대에 누웠지만 개복했을 때 암은 이미 다른 장기로 전이돼 있었다. 결국 수술을 포기한 채 다시 봉합할 수밖에 없었다. 몇 달밖에 못 산다는 진단이 내려졌다. 유일하게 살 수 있는 길은 화학 치료를 받는 것이었다. 그러나 이조차도 단지 수명을 조금 연장할 수 있을 뿐이었다.

의사에게 도대체 얼마나 살 수 있는 거냐고 물었지만 돌아온 대답은 "알 수 없다"였다. 당시 나는 몸속의 독소 때문에 암이 생긴 것이라고 생각했다. 화학 치료를 하면 해로운 암세포를 죽일 수는 있지만 건강한 세포도 같이 죽어서 더 힘들어질 수도 있겠다는 생각이 들었다. 결국 나는 화학 치료를 거부했고 천천히 죽음을 맞을 준비를 했다(이는 당시 나의 몸과 심리 상태를 고려해 결정한 것이다. 지금은 의학 기술이 매우 발달하여 화학 치료로도 암을 치료할 수 있다).

미리 말하지만 지금부터 하는 이야기가 이상하게 들릴 수도 있을 것이다. 하지만 나는 그것이 하나님의 가르침이라고 생각한다. 그렇지 않았다면 어떻게 내가 암을 이겨내고 건강하게 살아갈 수 있겠는가?

눈앞이 캄캄해진 나는 하나님을 통해 마음의 안정을 찾고 싶었다. 그래서 성경에 손을 얹고 하나님께 기도했다. 그때 실수로 성경을 땅에 떨어뜨렸는데 마침 창세기 편이 펼쳐졌고 나는 그렇게 천천히 그리고 여러 번 창세기 편을 읽어

내려갔다.

하나님은 아름다운 땅과 하늘, 그리고 인간에게 필요한 모든 것을 창조하셨다. 그리고 아담과 이브를 창조해 그들에게 다음과 같이 말했다. "내가 온 지면의 씨 맺는 모든 채소와 씨 가진 열매 맺는 모든 나무를 너희에게 주노니 너희의 먹을거리가 되리라."(창세기 1:29)

예전에는 육류, 생선, 부침, 볶음, 구이, 튀김, 향이 진한 음식과 케이크 등 달고 기름기 많은 음식을 입에 달고 살았다. 그러나 주님이 나에게 주신 것은 땅에서 나는 것이긴 하지만 맛없는 채소와 신맛이 나는 사과였다. '맛없는 채소와 사과 같은 것들이 오히려 영양 부족을 가져와 일찍 죽음을 맞이하게 되는 것은 아닐까?', '이제는 힘이 하나도 없을 정도로 아프니 육류와 생선 위주로 먹는 것이 당연한 것이 아닌가!' 별의별 생각이 다 들었다.

당시 너무 힘들어하던 나는 며칠을 고심한 끝에 최후의 발악이라도 하려는 듯 단전 호흡과 장수(長壽)에 대한 책을 읽기 시작했다. 사실 그때는 지금처럼 영양학 서적을 참고하지는 않았다. 그러던 중 꿈에서 예쁜 꽃과 싱싱한 야채,

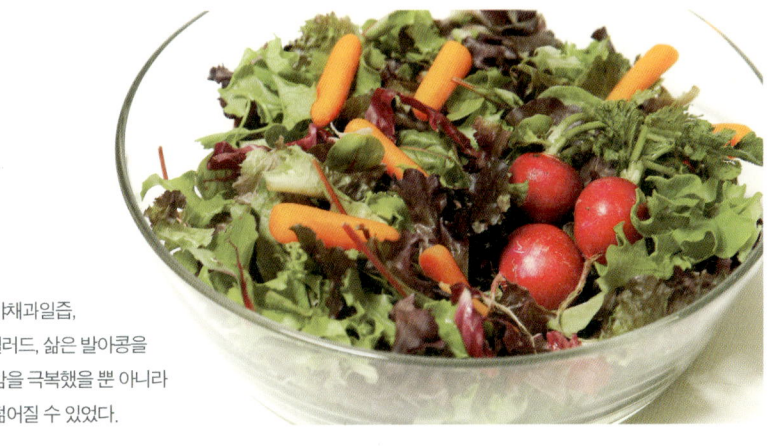

매일 야채과일즙,
야채샐러드, 삶은 발아콩을
먹어 암을 극복했을 뿐 아니라
다시 젊어질 수 있었다.

특히 청록색의 양갓냉이와 바닥까지 훤히 보이는 맑은 시냇물을 보았다.

이 꿈이 하나님의 가르침이라 생각하고 하나님의 식단에 따라 매일 야채와 깨끗한 물을 먹었다. 30분씩 일광욕을 하거나 빠르게 걷고, 단전 호흡도 잊지 않았으며 휴식도 자주 취했다. 일찍 자고 일찍 일어나고, 특히 30분씩 낮잠을 잤으며 매일 냉온욕을 번갈아 했다.

6개월이 지나자 마음이 편해졌다. 게다가 체력도 암이 생기기 전의 체력으로 회복된 것을 느낄 수 있었다. 건강에 자신감이 붙자 채소를 더 많이 먹기 시작했다. 특히 셀러리, 고수, 심황, 스위트 바질(sweet basil), 박하잎, 후춧가루, 녹색 레몬, 과일, 아몬드, 호두, 호박 등을 먹었고 때로는 발아콩과 토끼풀 싹을 먹기도 했다. '100% 생식'은 하나님의 말씀과도 같다는 생각으로 매일매일 실행했다.

친환경 식단을 따라 매일 고섬유질 식품을 먹으면 하루에 서너 차례 화장실에 가게 된다. 물론 하루에 한 번 배변하는 것이 정상이라는 고정 관념이 있기 때문에 처음에는 이러한 현상이 낯설게 느껴질 수도 있지만, 어느 정도 시간이 지나면 이 같은 배변 습관이 익숙해지면서 정신도 맑아지고 피부에 윤기가 난다.

이렇게 9개월이 지난 뒤 검진을 받았는데 기적이 일어났다. 몸 상태가 모두 정상으로 나왔고, 무엇보다 놀라운 것은 암세포가 사라진 것이었다! 나는 바로 하나님께 감사 기도를 드렸다. 드디어 완치된 것이다! 이 놀라운 경험을 시작으로, 지금까지도 나는 이 식습관을 이어오고 있다. 나는 식사 때마다 생식 90%, 익힌 음식 10%의 비율을 유지하고, 매일 신선한 채소와 과일을 3.5마력의 믹서에 갈아 즙을 만들어 하루에 4~6잔을 마신다. 식사로는 다양한 야채로 만든 샐러드, 삶은 발아콩, 현미밥을 먹는다.

불로장생의 비법을 담은 갈홍(葛洪)의 《포박자 抱朴子》「섭생편」에 "건강하게 살려면 장에 변이 없어야 하고 장수하고 젊음을 유지하려면 장이 깨끗해야 한다(若要不死 腸中無屎 若要長靑 腸要常淸)"는 말이 나온다. 나는 이 말대로 영양 식품을 먹고 활성수(또는 약알칼리수) 8컵에 때때로 섬유소를 넣어 마셨으며 매일 3~4차례 배변으로 장을 비웠다. 완치된 뒤에는 휴일이나 특별한 날 가족, 친구와 맛있는 식사를 했다. 몸에 약간 부담이 되기는 했지만 이 또한 면역력과 자가 치유력을 강화하는 좋은 방법이다.

면역력을 키우는 것은 단순히 몸을 보호하는 것 이상을 말한다. 면역력이 강화되면 외부의 어떤 침입에도 뚫리지 않는 튼튼한 벽을 갖게 되는 것이다. 게다가 자가 치유 시스템이 온전히 자신의 기능을 발휘할 수 있어, 내부에 생긴 수많은 질병을 치료할 수 있게 된다. 이를 가능케 하는 것이 바로 야채과일즙이다. 여러분도 내가 경험한 이 놀라운 자연의 힘을 체험하길 바란다.

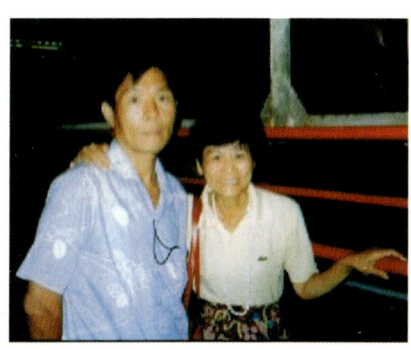 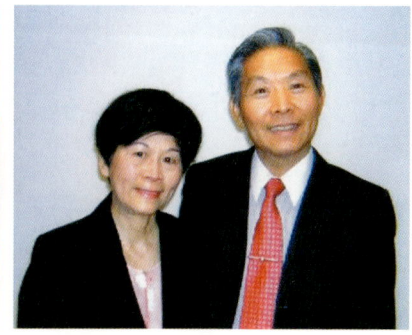

폐암 완치 후 오영지 박사 부부(왼쪽)
2007년, 전 세계에 자연양생법을 널리 알리고 있는 오영지 박사 부부(오른쪽)

폐암 3기에 일어난 기적

에드 빈센트 *Ed Vincent* (CEO, 미국 캘리포니아 주)
나이: 78세
증상: 폐암 3기
치료 시기: 2003년 6월부터

'단지 먹는 것 하나만으로 병이 치료될 수 있을까?'

당시 내 머릿속은 답이 없는 수많은 질문들로 구토가 나올 만큼 어지럽고 혼란스러운 상태였다. 그러나 누군가의 대답을 기다릴 시간조차 없었다. 그때 내게 주어진 시간은 기껏해야 3개월 정도였기 때문이다.

2003년 5월 말, 나는 폐암 3기 판정을 받았고 암세포가 있는 폐엽을 절제하는 수술을 받았다. 하지만 수술로도 제거할 수 없는 암세포가 남아 있었고, 수술 후 쇠약해진 내 몸이 살 수 있는 기간은 고작 몇 개월이었다.

죽음을 앞둔 환자가 겪게 되는 분노와 원망을 더는 이야기하지 않겠다. 오의사를 만나 자연양생법을 실천하면서 내 인생은 기적 같은 변화를 경험했기에, 그동안의 고통스러웠던 시간을 되짚어 이야기하는 것은 내게 별 의미가 없기 때문이다.

폐암 진단을 받고 한 달이 지난 어느 날, 나는 오의사와 영양사 두 명을 소개받았다. 영양사 두 명이 추천한 식단은 일반적인 식단과 별반 차이가 없었다. 그런데 오의사가 제시한 식단은 좀 특별했다. 그의 방법은 그동안 들어보지 못한 독특한 것이었다. 게다가 본인이 직접 이 방법을 통해 암을 고쳤다는 이야기를 듣고, 아내와 나는 오의사의 말을 한번 믿어보기로 했다. 내게 주어진 시간은 많지 않았고, 살 수 있는 방법이라면 무엇이든 일단 해보는 편이 낫다고 생각했다.

오의사는 '친환경 야채과일즙'을 만드는 방법을 알려줬고 야채과일즙을 하루에 8컵 마시라고 권했다. 이와 함께 영양제를 먹는 시간과 방법도 가르쳐주었으며 기공 치료와 지압 치료도 병행하라고 했다.

6개월이 지난 지금, 이 글을 쓰고 있는 나는 여전히 살아 있다. 기적과도 같은 일이 실제로 일어난 것이다. 치료를 받던 때와 달라진 것이 있다면 건강을 되찾았다는 것, 그리고 야채과일즙을 6컵으로 줄이고 과일과 채소의 종류를 늘린 것이다.

작년 말 CT와 X-레이 촬영을 한 결과 암은 더 이상 발견되지 않았고, 의사들은 자신들의 눈으로 직접 확인하고도 내 병이 호전된 사실을 믿지 못했다. 사실 내 몸에서 일어난 변화에 가장 놀란 것은 바로 나 자신이었다.

만나는 모든 사람들에게 오의사를 알게 된 건 내 인생 최고의 행운이라고 말한다. 오의사 부부는 의학과 영양학 분야에 해박한 지식을 갖고 있으며 아름다운 마음까지 갖추고 있다. 나의 이야기가 어두운 절망 속에서 고통 받고 있을 세상 모든 환자들에게 희망이 되길 바란다.

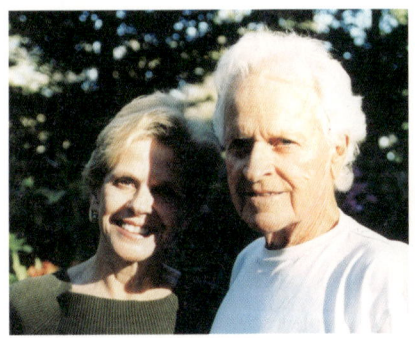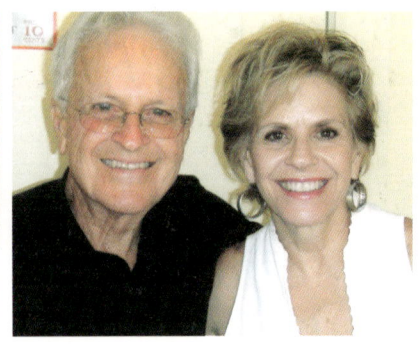

에드 빈센트 씨가 폐암 3기 판정을 받았을 때 부인과 함께(왼쪽)
야채과일즙을 마시기 시작한 지 3년째인 2006년에 부인과 함께(오른쪽)

야채과일즙으로 목숨을 2번 구하다

황화연 黃花燕
나이: 53세
증상: 간 기능 쇠퇴, 유방 경화
치료 시기: 1997년, 1999년

오의사를 알게 된 지 벌써 11년이 지났다. 나는 오의사의 자연양생법으로 두 번이나 목숨을 건진 사람이다. 1997년 갑자기 간이 제 기능을 하지 못하면서 고열이 잦아졌고 간 수치도 높아졌다. 병원 두 곳을 가봤지만 모두 간 이식만이 유일한 방법이라고 했고, 쉽지 않은 수술이 될 것이라는 말만 들었다.

때마침 지인의 소개로 오의사를 알게 됐고, 4개월 동안 그에게 치료를 받았다. 처음에는 야채과일즙만으로 병을 치료한다는 사실에 약간 망설이기도 했다. 하지만 "유기농 음식을 마다하고 왜 독이 든 음식만 먹으려 하느냐"는 그의 말을 듣고 난 뒤, 자연양생법을 시작하기로 했다.

자연 요법 관련 서적을 읽고 생식에 대해 알아가기 시작했으며 음악을 들으며 마음을 안정시켰다. 생식을 하면서 점점 몸에 변화가 나타나기 시작했다. 한 달이 지나자 몸무게가 7kg 가까이 줄었고 병원에서 간 수치와 간 기능이 정상이라는 말을 들었다. 수술 없이도 간이 정상적으로 회복됐고 몸이 건강해지자 자연양생법을 서서히 그만두었다.

그러다 1999년에 다시 위기가 찾아왔다. 주치의로부터 왼쪽 유방에 달걀만한 종양이 발견됐다는 말을 들은 것이다. 그때부터 얼굴도 점점 붓기 시작했다. 이미 자연양생법으로 효과를 본 나는 고민하지 않고 즉시 오의사를 찾아갔다. 그는 나에게 다시 식단을 짜줬고 '하루에 10번 웃기', '햇볕 쬐기', '30분 걷기' 등을 실천하면서 생활 습관도 바꾸도록 했다.

그 후 9일 동안 자연양생법을 꾸준히 지키자 몸무게가 4.5kg 정도 빠졌고 종양도 작아졌다. 효과를 두 번이나 보면서 나는 완전히 자연양생법을 신봉하게 됐고 지금까지도 공부를 게을리하지 않고 있다. 두 번이나 내 삶을 구해준 오의사에게 진심으로 감사의 말씀을 전한다.

자연양생법으로 몸 안의 독소를 뽑아내다

하현량 何顯亮 (한의사, 홍콩)
나이: 53세
증상: 피부병
치료 시기: 2005년 1월부터

나는 경력 20년의 한의사이다. 하지만 그런 나에게 아내는 공부하라는 잔소리를 끊임없이 해댔다. "사람을 구하려면 먼저 마음을 구해야 하고, 여기에 의술과 명성이 갖춰져야 해요. 그래야 사람들이 당신한테 병을 맡기려고 하죠."

아내의 잔소리도 심했지만 '나도 한번 해보자'는 마음에 2005년 11월, 부인과 함께 처음으로 오영지 의사의 '친환경 음식' 강연을 들으러 갔다.

오의사는 풍채가 좋고 허리가 곧았으며 눈은 날카롭고 얼굴에는 윤기가 흘렀다. 한눈에 봐도 사람을 끄는 인상이었다. 나중에 69세라는 말을 듣고서 더욱 놀랐다. 얼핏 봐도 마흔 살 정도로밖에 안 보였기 때문이었다. 오의사는 홍콩에 믹서를 가져오지 않아 과일즙 대신 물만 마시면서도 낮에는 강의하고 밤에는 환자를 돌봤다. 그런데도 기력이 떨어지기는커녕 팔팔해져서 더욱 놀랐다.

오의사는 내가 존경하는 신농(神農)과 닮았다. 신농은 중국 전설에 등장하는 인물로 산과 들의 온갖 풀을 먹어보면서 365종의 약초를 찾아내 많은 사람들의 병을 고쳤다고 전해진다. 신농처럼 사람들의 고통을 덜어주기 위해 노력하는 오의사의 우직함과 올바름이 마음에 들었기에 그의 친환경 음식 식단에 따라 식이 요법을 시작하기로 했다.

처음에는 몸이 깨끗해지는 것 같아 무척 좋았다. 하지만 석 달 후에는 얼굴이 가렵기 시작하더니 빨갛게 변하기 시작했다. 손가락에서 시작된 궤양이 팔, 다리, 급기야 몸 전체로 퍼졌다. 하지만 이는 몸에서 독을 내보내면서 나타나는 자연적인 반응임을 알았기에 조급해하지 않았다.

나는 어렸을 적부터 피부병을 달고 살았다. 늘 피부 연고를 발라야 했고 10살이 넘어서는 풍진에 세 번이나 걸렸다. 그때마다 부모님은 나를 병원에 데려가 주사를 맞혔다. 지금도 궤양이 심한 부분은 모두 어렸을 적 피부 연고를 많이 발랐던 부위들이다. 약물의 독이 아직 내 몸에 남아 있다는 증거다. 친환경 음식과 함께 한약을 먹자 궤양은 더욱 심해졌다. 하지만 일 년 남짓 지나자 궤양으로 징그럽기까지 했던 피부가 건강하게 돌아왔다. 서양 약품을 남용한 대가를 이렇게 혹독히 치른 것이다.

자연양생법을 시작하고 나서 얼굴에 윤이 나고 몸무게도 77kg에서 62kg으로 15kg이나 줄어들었다. 건강이 좋아지자 마음도 편안해지면서 정신도 맑아졌다. 자연양생법을 함께 했던 아내는 초기에 대변 색깔이 까맣고 냄새가 지독했던 것 외에는 어떠한 거부 반응도 없었다. 나의 아내 역시 지금까지도 게을리하지 않고 자연양생법을 실천하고 있다.

나는 이제 환자들에게 야채과일즙을 많이 마시라고 권한다. 한의사들이 채소와 과일은 찬 음식이라 몸을 허약하게 만든다며 환자들에게 이를 금하는데 이 때문에 많은 환자들이 채소와 과일을 잘 먹지 않는다. 하지만 현대인들은 고기를 너무 많이 먹고 영양 상태 또한 과하다. 또한 환경 오염과 잘못된 식습관의 영향으로 현대인의 몸에는 독소가 많이 쌓여 있고 체질도 산성화되었다. 때문에 반드시 채소와 과일을 섭취해야 한다.

건강은 결코 공짜로 얻을 수 없다. 하지만 멀리 있는 것도 아니다. 규칙적이고 정확한 식생활, 올바른 생활 습관, 긍정적인 사고방식, 그리고 적당한 운동은 누구나 할 수 있는 아주 간단한 것들이다. 이렇게만 하면 누구나 건강해질 수 있다. 나도 이 같은 방법을 통해 건강을 되찾았다.

나는 오의사와 그분의 부인께 늘 감사하는 마음을 갖고 있다. 사람들에게 건강에 대한 정확한 개념을 알려줄 뿐만 아니라, 건강한 생활을 몸소 실천하며 사는 분들이기 때문이다. 게다가 수입 일부를 불우 이웃에게 기부하는 따뜻한 마음씨까지 갖고 있다. 본받을 점이 참 많은 분들이다.

'건강한 생활'의 스승인 그분들께 다시 한 번 감사를 드리며, 이 책을 통해 더욱 많은 사람들이 건강하고 행복하게 살 수 있기를 바란다.

돋보기 없이도 신문을 보게 되다

허미영 許美英 (前 교장, 미국)
증상: 간 기능 이상
치료 시기: 2007년 8월부터

2007년부터 남편은 샌프란시스코에 있는 교회의 청소년 정신건강센터에서 봉사활동을 했다. 오영지 의사와 부인은 이곳의 회원이었고 센터 창립자인 서립평(徐立平)의 소개로 남편이 오의사를 알게 되면서 자연히 그의 자연양생법도 알게 됐다.

2002년 내가 B형 간염 판정을 받았을 때, 간은 이미 심각하게 손상된 상태였다. 그래서 2005년부터는 일을 그만두고 남편과 함께 쉬면서 간염 치료에 집중했다. 그러나 2007년 재검 결과는 절망적이었다. 당연히 나았을 것이라고 생각했던 간염은 오히려 더 악화돼 있었다. 진단을 받고 나서 나와 남편은 눈앞이 캄캄해졌다.

그 충격 속에서 어영부영 3개월이 흘렀다. 하지만 뜻이 있는 곳에 길이 있다고 했던가. 남편이 샌프란시스코의 교회 모임을 통해 우연히 오의사를 만났다. 오의사는 나의 상황을 듣고선 흔쾌히 시간을 내어 친절하게 검사해주었다. 그는 한 시간 동안 자연양생법에 관해 상세히 설명해주었고, 나에게 간염 말고 다른 병도 있다고 일러주었다.

자연양생법은 수십 년 동안 이어왔던 습관과 생활 방식에 큰 변화를 주는 것이었기에 나에게는 무엇보다 큰 도전이었다. '과연 내가 잘할 수 있을까?' 걱정이 앞섰다. 그러나 병원 치료로도 큰 효과를 못 본 나에게 딱히 대안이 있는 것도 아니었다. 오의사의 치료법을 따르기로 마음먹자마자 그가 제시한 방법을 그대로 실천했다.

자연양생법 첫날에는 밤 10시도 안 됐는데 눈꺼풀에 돌을 매달았는지 너무 졸려서 일찍 잠자리에 들었다. 다음 날 일어나 정원에 떨어진 낙엽 청소를 했다. 그런데 그 순간, 내 눈에 보이지 않았던 꽃이 보이기 시작했다.

더디게 올 것이라 생각했던 변화는 예상보다 빨리 찾아왔다. 불과 2개월 후,

나는 돋보기 없이 신문을 보기 시작한 것이다(간이 건강하지 못해 간에서 눈으로 혈액이 제대로 공급되지 못하면 시력이 나빠질 수 있음—편집자 주). 정말 신기한 일이었다. 이를 남편에게 얘기하자 본인은 진작 내 병의 차도를 알고 있었다고 했다. 8월에 다시 간 검사를 했을 때, 간 기능 검사 15가지 항목 중 13개가 정상으로 나왔다.

나 자신도 열심히 노력했지만, 무엇보다도 병이 나을 수 있었던 가장 큰 원동력은 오의사 부부의 진심 어린 걱정과 따뜻한 배려였다. 세계 각지에서 자연양생법을 전하기 위해 힘쓰는 그들의 모습을 보면서 나도 뭔가 배우기 위해 노력하고 사회에 공헌하고 싶다는 마음을 가지게 됐다.

오의사 부부의 야채과일즙 덕분에 나는 건강을 회복했다. 야채과일즙의 치료 효과를 몸소 체험할 수 있었던 것은 내 인생에서 무엇보다 큰 행운이었다. 질병으로 고통 받고 있는 모든 환자들이 이 책으로 오의사를 만나 생활 습관을 개선하고 귀중한 생명과 건강을 하루빨리 되찾기를 진심으로 바란다.

잘못된 건강 상식이 병을 부른다

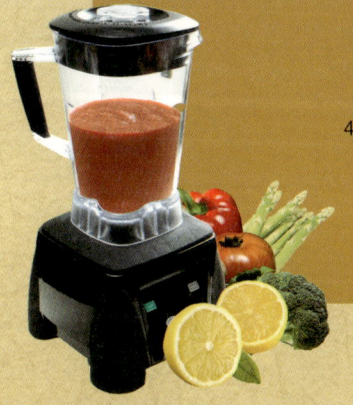

Phyto Juice

현대인들은 기술과 의학이 고도로 발달
한 사회에서 살고 있다. 문명의 이기가
인간에게 편리한 삶을 제공해주긴 했지
만 인간은 건강한 삶으로부터는 점점
멀어지게 되었다. 질병과 고통에서 벗
어나 다시 건강해지기 위해서는 자연양
생법을 통해 몸을 자연과 가까운 상태
로 만들어야 한다. 자연양생법은 당신
이 건강하게 살 수 있도록 해줄 뿐 아니
라 질병을 예방하고 치료할 수 있게 도
와줄 것이다.

잘못된 건강 상식이 병을 부른다

과학 기술의 발달과 더불어 세상이 발전하면서 식품의 종류도 다양해지고 생활 환경도 편리해졌지만 우리의 건강은 반대로 더 나빠졌다. 사람들은 옛날보다 많이 먹고, 적게 운동하며, 더 많은 스트레스를 받는다. 현대인의 3대 질병인 심장병, 암, 당뇨병의 발병률이 껑충 뛰어오른 것은 우연이 아니다. 뿐만 아니라 평균 발병 연령도 현저히 낮아졌다. 그중에서도 특히 암 발병률은 계속해서 높아지고 있다.

대만에서는 하루 사망자 100명 중 28명이 암으로 사망한다. 대만의 10대 사망 원인을 살펴보면 암이 1위로 심혈관 질환보다 그 비율이 높다. 미국의 경우매년 암 발병 환자가 100만 명이 넘으며 이들 중 암으로 인한 사망자가 65만명을 넘어섰다. 즉, 암 환자 2명 중 1명이 사망하고 있는 것이다. 이제 암은 현대인이 가장 두려워하는 질병이 되었다(한국은 통계청의 「2008년 사망원인 통계결과」

보고서에 따르면 하루 156명이 암으로 사망한다. 40대 이상은 암이 사망원인 1위이며, 10대에서 30대까지는 암이 사망원인 2~3위에 올라와 있을 정도로 암은 젊은 사람에게도 위협적인 병이다–편집자 주).

당신이 아픈 진짜 이유

과거에도 요즘처럼 암 환자가 많았을까? 100년 전에는 암 환자가 거의 없었다. 암은 현대에 들어 나타난 질병으로 식습관의 변화 및 환경 오염과 관련이 깊다. 현대인을 고통스럽게 하는 질병의 주된 원인은 과도한 스트레스와 잘못된 음식 섭취, 그리고 운동 부족이다. 현대인은 과도한 스트레스 때문에 항상 긴장하고 있으며 밤을 새는 일이 빈번하고 잠을 푹 자지 못하는 경우가 많다. 그런데 밤 10시에서 새벽 2시까지는 자가 치유 시스템이 우리 몸을 재생하는 시간으로, 이때 쉬지 않으면 우리 몸은 치유될 시간을 놓친다. 이런 상황이 지속될 경우 다음과 같은 심각한 상황이 나타날 수 있다.

- 면역 체계가 스스로 회복될 수 있도록 충분한 휴식과 영양분을 공급하지 못하면 우리 몸은 유해 물질에 대한 방어력이 약해진다. 이러한 상태가 지속될 경우 면역 체계가 약해져서 병균, 바이러스, 곰팡이 등이 몸 안에 쉽게 침입한다.
- 우리 몸 전체에 호르몬을 내보내는 내분비 계통이 충분히 쉬지 못하면 노화가 빨리 진행된다. 또 신경 계통이 쉬지 못하면 각 신체 부위에 필요한 정보를 제대로 전달할 수 없게 되어 관절염 등 심한 통증을 불러올 수 있다.

비타민, 미네랄, 효소, 아미노산, 식물내재영양소(식물내재영양소에 대해서는 4장에서 자세히 설명한다)를 골고루 섭취하지 않으면 장(腸)속 세균의 불균형이 초래된다. 특히 식물내재영양소가 부족하면 세포 하나하나의 자기 보호 체계와 면역 체계가 정상적으로 작동할 수 없다. 우리 주변의 세균, 바이러스, 곰팡이는 면역 체계의 강력한 적이자 절대로 반갑지 않은 존재로, 방심하는 순간 우리 몸에 침입해 질병을 일으킨다.

현대인은 고열량 식품을 많이 섭취한다. 게다가 컴퓨터와 TV 앞에 앉아 있는 시간이 길어지면서 활동 시간은 줄고 운동량은 부족해지고 있다. 이에 따라 비만, 심장병, 암, 당뇨병 등 각종 질병에 쉽게 걸리게 되었다. 더구나 건강에 대한 잘못된 상식은 되레 증세를 악화시키거나 죽음으로까지 내몰 정도로 우리 몸에 심각한 위협이 되고 있다. 여기서 잘못된 상식이란 의사 또는 약물에 너무 의존하거나, 오로지 빠른 방법으로 치료하려 하는 등 자가 치료에 대한 의지가 부족한 것을 말한다.

의사나 약에 과도하게 의지하지 마라

의학의 발달과 함께 신약 개발과 보급이 보편화되면서 우리는 의사와 약품에 더욱 의존하게 됐다. 그러나 한약과 양약 모두 우리 몸에 독이 될 수도 있다는 점을 항상 명심해야 한다. 다음의 사례를 통해 독자들에게 경각심을 불러일으키고자 한다.

미국에서 1965년부터 의사가 갱년기 여성에게 HRT(Hormone Replacement Therapy, 인공 호르몬 요법)를 처방한 결과 여성의 유방암 발병률이 수직 상승했다. 2001년이 돼서야 미국의약협회는 HRT가 유방암, 심장병 등 부작용을 일으킬 수 있다는 점을 인정했다. 36년이란 긴 시간 동안 얼마나 많은 여성이 HRT 때문에 목숨을 잃었을까?!

다른 사례의 경우, 의사가 주의력 결핍 장애 아동에게 중추 신경 억제제인 리탈린 (Ritalin)을 처방해 주의력 결핍 장애 증세를 완화할 수는 있었지만 아이가 쉽게 화를 내고 불면증을 호소하는 등 부작용이 발생했다. 게다가 식욕을 잃고 매사에 걱정이 많으며 성격이 괴팍해지는 증상이 나타났다. 장기적으로 리탈린을 복용한 아동이라면 그 피해는 불 보듯 뻔하다.

서양 의학에서는 암 치료에 수술, 방사선 치료, 화학 요법, 호르몬 요법, 바이오 테라피 등의 방법을 쓴다. 암 환자라면 화학 요법과 방사선 치료를 받을 수밖에 없지만 한 가지 유념해야 할 점은 질병이 생긴 이유가 약품 부족 때문은 아니라는 것이다.

각종 질병에 대한 수많은 약품이 개발된 상태지만, 약이 병을 온전히 치료할 수 없는 이유는 근원적으로 우리의 몸이 건강한 상태를 되찾았을 때라야 완전한 치료가 이뤄질 수 있기 때문이다. 그렇기에 의사가 먼저 우리 몸과 영양소의 관계에 대해 바른 생각을 가지는 것이 중요하다. 예를 들어 고혈압 환자가 찾아오면 발병 원인을 찾고 먼저 환자가 식단부터 개선할 수 있도록 도와야 한다. 아픈 환자에게 우선은 영양 식단을 제공하여 정상으로 회복될 때까지 3~4개월 동안 열심히 실천할 수 있는 기회를 줘야 한다.

혈압, 혈당, 콜레스테롤 수치가 각각 150, 170, 250까지 올라가면 생명이 위험해질 수 있으므로 반드시 의사의 처방에 따라 응급 처치를 해야 한다. 그리고 영양사가 제시한 식단을 통해 혈압, 혈당, 콜레스테롤 수치를 각각 120, 100, 200까지 내려야 한다. 이렇듯 일부 경우를 제외하고 장기적으로는 약품이 아닌 음식을 통해 질병에서 벗어나야 한다.

좀 더 구체적으로 설명하자면 혈관이 막혀서 나타난 고혈압은 부침, 튀김, 볶음, 구이류 음식을 줄여야 치료할 수 있다. 이런 조리법에는 모두 기름이 들어가는데, 심하게 가열할 경우 활성 산소가 생겨나 혈관 속 세포를 파괴해 염증을 일으키고 혈액의 흐름을 방해한다. 그러면 심장은 더 바쁘게 펌프질을 하고, 심장 압력이 급격히 커지면서 혈압이 올라간다. 이때 혈압을 떨어뜨리는 가장 좋은 방법은 바로 야채과일즙을 많이 먹어서 막힌 혈관을 뚫어주는 것이다.

반면 혈당이 너무 높아서 나타난 고혈압이라면 국수, 사탕, 사이다 등 가공식품을 줄이고 혈당을 낮춰주는 야채과일즙을 먹어야 한다.

콜레스테롤 과다로 인한 고혈압인 경우 역시 부침, 튀김, 볶음, 구이와 같은 음식을 피하면서 간에 미치는 부담을 줄인 후, 콜레스테롤을 분해하는 효과가 있는 콩 레시틴이 들어간 야채과일즙으로 간을 깨끗하게 한다. 그리고 섬유소를 적당량 섭취하면서 하루에 3~4차례 배변하면 콜레스테롤 수치를 정상으로 되돌릴 수 있다.

신장 기능이 떨어져서 고혈압이 생겼다면 커피, 알코올, 사이다, 나트륨이 많이 든 음식은 반드시 피해야 한다. 단백질이 너무 많거나, 달거나 짠 음식은 모두 신장을 상하게 하기 때문이다. 또한 영양사의 지시에 따라 신장에 좋은 야채과일즙을 먹어야 한다.

당신의 몸이 보내는 위험 신호

시간이 돈인 현대인은 생활 리듬이 빠를 수밖에 없다. 시간을 아끼기 위해 인스턴트 식품으로 끼니를 때우고 진통제로 두통을 가라앉힌다. 감기에 걸리면 감기약을 먹고 졸리면 커피를 마신다. 이같이 어쩔 수 없다며 넘어가는 잘못된 습관들이 계속 누적되면 우리 몸에 치명적인 결과를 초래한다.

만성 질환은 수년에서 십수 년이 지나야 확연히 드러난다. 오랜 시간에 걸쳐 점차 건강이 나빠지는 것이다. 그러나 항상 바쁜 생활에 치여 사는 우리는 몸이 보내는 위험 신호를 잘 느끼지 못한다. 대부분 이런 건강상의 적신호를 무시하고 지나가기 때문에 결과적으로 건강은 더 나빠질 수밖에 없다.

사람들은 먹는 음식만 바꿔도 충분히 건강해질 수 있다는 것을 잘 모르고 있다. 서양 의학에 대한 맹신이 오히려 우리에게 잘못된 인식을 심어주고 있다. 이렇게 식단을 바꿔야 한다는 사실을 깨닫지 못하고 임시방편만 추구하다 보면 결국 약품에 의존하게 된다. 아플 때마다 약품에 의존하는 악순환이 계속되면 우리 몸은 스스로 치유할 수 있는 능력을 잃게 되고 완치는 점점 더 어려워진다. 더구나 이런 식으로 특정 증세가 악화되면 다른 질병이 나타날 수도 있다. 예컨대 피로의 원인을 적극적으로 찾지 않고 단지 빠르고 쉽다는 이유 때문에 커피로 뇌를 각성시키면 수면 장애, 신장병, 골다공증, 방광염 등에 걸릴 수 있다.

따라서 몸이 보내는 적신호, 예를 들면 두통, 어지럼증, 이명 현상, 눈꺼풀 떨림, 관절염, 흉통, 등 통증, 위산 역류 등의 증상이 나타나면 곧바로 그 원인을 찾아 적신호를 없애줄 식품을 먹어야 한다. 이와 더불어 잘못된 생활 습관을 고치고 적당히 운동하면 3~4개월 후에는 몸 상태가 눈에 띄게 달라질 것이다.

자신의 자가 치유력을 믿어라

사람들은 병에 걸리면 의사를 찾아가 진단을 받은 뒤, 약국에 들러 한손 가득 약을 받아온다. 그러나 약은 근본적인 치료법이 아니다. 우리 몸의 자가 치유 시스템이 근본적인 치료법이다.

우리 몸에는 완벽한 방어 무기인 면역 체계가 있다. 그것이 바로 자가 치유 시스템으로서 외부로부터 침입하는 세균, 바이러스, 곰팡이를 퇴치해 질병을 고쳐준다. 예를 들어 감기에 걸렸을 때 감기약을 먹으면 감기 바이러스가 없어 져서 면역 체계가 움직일 필요가 없게 된다. 즉, 계속 약으로 바이러스를 없애 면 면역 체계가 '작전 경험'을 쌓을 수 없어 실제 '전투 능력'이 떨어지는 것 이다. 적군은 이 틈을 타 방어선을 만들면서 우리 몸에 쉽게 침투한다. 따라서 장기간 감기약을 복용한 사람은 자가 치유 시스템의 회복력이 떨어져 감기 발 병률이 일반인보다 높다.

감기에 걸렸을 때는 약을 먹기보다는 깨끗한 물을 많이 마시고 좋은 음식을 먹고 푹 쉬는 것이 가장 좋다. 처음에는 다소 견디기 힘들 수도 있겠지만 면역 체계가 자가 치유 시스템에 신호를 전달해 전면전 태세를 갖추고 적을 공격하면 서 작전 경험도 풍부해진다. 신호를 전달 받은 자가 치유 시스템은 파괴된 세포 를 재생한다. 이처럼 몸 안의 시스템을 튼튼하게 하면 감기에 걸릴 일이 없다.

따라서 식품에 대해 바르게 알고 자신의 면역 체계와 자가 치유 시스템을 강 화해 약품에 과도하게 의존하지 말아야 한다. 또한 빨리 낫기 위해 요행을 바라 서도, 더욱이 자신의 자가 치유력을 절대 무시해서도 안 된다. 이를 명심한다면 반드시 건강해질 수 있다.

4대 양생법에 건강의 열쇠가 있다

1. 매일 최소한 야채과일즙 3잔을 마셔라. 환자는 4잔에서 6잔 이상을 마셔야 하며 야채과일즙의 양은 병세에 따라 조절한다.
2. 하루 3차례 배변을 해야 체내 노폐물이 완전히 제거될 수 있다. 하루 한 번의 배변도 변비에 속한다.
3. 적당한 휴식, 규칙적인 운동, 매일 30분의 일광욕, 깨끗한 물 섭취를 생활화하라.
4. 사랑하는 마음으로 좋은 일을 하며 기쁜 생각을 하라. 마음의 응어리는 질병을 부른다.

자연양생법은 자연의 섭리에 맞게 식습관과 생활 습관을 바꾸는 것으로서 건강을 지킬 수 있는 최고의 방법이다.

아무리 중한 병에 걸린 사람이라도 위의 '4대 양생법'을 지킨다면 반드시 건강해질 것이다. 당신의 몸은 이미 당신을 도울 준비가 끝났다는 것을 잊지 말아야 한다. 건강을 잃으면 모든 것을 잃는다. 건강이야말로 당신의 전부인 것이다. 우리를 존재하게 하는 '몸'을 보호하기 위해 조금 수고한들 어떠한가!

자연양생법을 꾸준히 실천하고 기존의 잘못된 식습관과 생활 습관을 바꾼다면 건강하게 사는 일은 식은 죽 먹기나 다름없다. 그리고 점점 건강을 챙기는 것을 좋아하게 될 것이다. 왜냐하면 당신의 몸은 이미 당신에게 청신호를 보내고 있을 테니 말이다.

면역체계와
자가치유시스템이
최고의 의사다

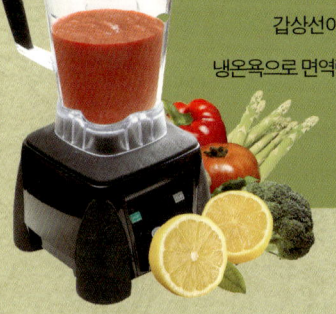

면역 체계는 마치 잘 훈련된 군대와 같다. 쉴 새 없이 몸 구석구석을 돌아다니며 외부에서 침입한 발암 물질을 찾아내 박멸한다. 잘 훈련된 이 군대는 보급품인 식물내재영양소를 면역 체계와 자가 치유 시스템에 충분히 공급한다. 바이오리듬에 따라 생활하고 혈액형에 맞는 식품을 섭취하면 면역 체계와 자가 치유 시스템이 재생 작업을 극대화할 수 있고, 더불어 우리 몸도 건강해질 수 있다.

면역체계와 자가치유시스템이
최고의 의사다

chapter 03

튼튼한 면역체계와 자가치유시스템만이 암을 고친다

나는 폐암으로 시한부 인생 선고를 받았던 사람이다. 그때는 의사로서 또 남편으로서 일과 가정 모두에서 자리를 잡아야 할 가장 중요한 시기였다. 죽을 수밖에 없었던 사람이 지금은 전 세계를 돌며 강연을 하고 있다는 이야기를 하면, 사람들은 간혹 이렇게 반응하기도 한다. "그건 순전히 당신 운이 좋아서 그랬던 것 아니오?"

그분들 말처럼 내가 운이 좋았던 건지도 모른다. 그러나 단지 운 하나만으로 내 건강이 회복된 것은 아니다. 여러분 중 누구든지 나와 똑같은 방법으로 암을 극복할 수 있기 때문이다.

현대로 넘어오면서 과학과 의학 기술의 발달에 힘입어 암의 증식과 전이의 원인에 대해서도 아주 자세히 밝혀졌다. 연구 결과, 종양은 여러 가지 유전자가 복합적으로 작용해 변이가 순차적으로 일어나면서 생겨난다는 사실이 드러났다. 또한 여러 유전자에 최초 발암 유전자와 암화(癌化) 억제 유전자가 포함되어 있다는 사실도 밝혀졌다. 놀라운 사실은 정상 세포에는 다량의 최초 발암 유전자가 들어 있는데, 이는 종양이 생기도록 하는 것이 아니라 오히려 세포 증식과 분화를 억제하는 기능을 한다는 것이다.

이 최초 발암 유전자는 특히 배태(胚胎)와 발육 과정에서 없어서는 안 되는 유전자이기도 하다. 그러나 이 최초 발암 유전자의 구조에 돌연변이가 나타나면서 생물학적 기능이 정상적으로 작용할 수 없을 때 발암 유전자가 생겨나고 이것이 종양으로 발전하는 것이다.

암화 억제 유전자는 종양의 악성 증식을 막는다. 평소에는 우리 몸속에서 최초 발암 유전자와 균형을 유지하고 있지만 발암 요소들이 활동하면서 최초 발암 유전자의 힘이 점차 커지게 되면 암화 억제 유전자의 힘은 약해진다. 즉, 악성 종양 세포 속에서는 암화 억제 유전자가 암 억제 기능을 제대로 발휘하지 못하거나 아예 그 기능을 잃어버린다. 이렇게 되면 암세포가 무한 증식을 하면서 우리 몸은 균형을 잃게 된다.

좀 더 자세히 설명하면 우리 몸의 암세포는 본래 정상 세포다. 선천적으로 유전자가 불량인 경우도 있지만, 주로 후천적인 환경의 영향으로 정상 세포는 균형을 잃고 나쁜 세포로 돌변한다. 이처럼 암을 일으키는 주원인은 바로 정상 세포의 돌연변이인 암세포이다. 나쁜 세포를 걸러 주고 건강한 세포의 회복을 돕는 면역 체계와 자가 치유 시스템이 제대로 돌아가지 않으면 몸에 암세포가 생긴다.

현재까지 발견된 최초 발암 유전자와 암화 억제 유전자는 수십 종으로 종양이 생기는 원인을 규명하는 데 주요 근거가 되고 있다. 그리고 유전자의 이상 현상을 검사할 수 있게 되면서 조기에 종양을 진단하고 치료할 수 있게 되었다.

암세포는 죽지 않는다. 오직 무한정 늘어날 뿐이다

일반적으로 돌연변이 세포는 정상 궤도를 벗어나 제멋대로 증식한다. 암세포는 일반적으로 제곱수로 증가하는데 1개가 2개, 2개가 4개, 4개가 16개, 16개가 256개로 분열한다. 위암, 장암, 간암, 췌장암, 식도암의 암세포 증식 기간은 평균 33일이며 유방암세포의 증식 기간도 40여 일밖에 되지 않는다. 암세포는 이렇게 무한정 증식하는 습성이 있기 때문에 암은 말기로 갈수록 진행 속도가 더 빨라진다. 그러나 안타깝게도 우리는 몸속에 암세포가 10억 개 이상이 되었을 때에야 비로소 암을 느낄 수 있다(암 진단 시 주로 사용되는 X선, CT, MRI 촬영은 종양 크기가 1cm 이상, 무게 1g 이상이 되어야 식별이 가능한데, 이때는 이미 암세포 수가 10억 개를 넘은 상태이다−편집자 주).

우리 몸의 기능은 체내 특정 세포가 늙어 죽으면 새로운 세포가 생겨나 그 기능을 대신하는 방법으로 유지된다. 체내의 모든 세포들은 이렇게 끊임없는 죽음과 탄생을 반복하고 있다. 그런데 오직 암세포만 여기서 제외된다. 암세포는 늙어 없어지는 일이 없다. 하나가 없어지고 다른 것이 그곳을 채우는 것이 아니라 무한대로 증식하기만 한다. 암세포는 셀 수 없을 정도의 천문학적 숫자로까지 증식할 수 있다. 이렇게 세포가 줄어들지 않고 늘기만 하기 때문에 암 환자는 체내 영양소가 빠르게 소모되어 쉽게 피로해진다.

그뿐 아니라 암세포는 그 자체가 독소를 내뿜기 때문에 제때 발견해서 치료하지 못하면 몸 전체로까지 전이될 수 있다. 그러면 갑자기 몸이 마르거나 무기력, 빈혈, 식욕 부진, 구토, 발열, 장기 기능 손상 등의 증상이 나타난다. 따라서 면역 체계를 강화해 체내 모든 세포가 균형 상태를 유지하도록 해야 최초 발암 유전자의 힘이 커지는 것을 막을 수 있다.

암세포에 대한 이야기부터 꺼낸 이유는, 모든 만성 질환이 평소 나쁜 식습관을 유지하고 약품에 의존하는 태도에서 비롯된다는 것을 강조하기 위해서이다. 특히 암의 경우 가장 파괴력이 강한 치료법을 쓴다 하더라도 암세포가 완전히 없어지지는 않기 때문에 평소 올바른 식습관과 생활 습관을 갖는 것이 매우 중요하다.

나 역시도 폐암 진단을 받았을 때 정말 하늘이 무너져 내릴 것 같았다. '왜 이렇게 재수가 없는 걸까'라며 세상을 원망하기만 했다. 그러나 절망에 빠진 채 내 삶을 포기할 수만은 없었다. 다시 한 번 잘 살아봐야겠다고 굳게 마음먹은 후 하나님의 뜻에 따라 자신감을 갖고 생활 패턴을 바꾸었으며, 매일 영양소가 풍부한 과일과 야채를 섭취했고 규칙적인 운동을 하면서 건강을 되찾았다.

어떻게 나에게 이러한 놀라운 기적이 일어날 수 있었던 걸까? 내가 암을 극복한 것을 기적이라고 표현했지만, 사실 이것은 바로 우리 몸의 완벽한 면역 체계와 자가 치유 시스템이 우리를 보호하고 있기 때문에 가능했다. 신비한 힘을 지닌 우리 몸의 자가 치유 시스템을 극대화하는 자연양생법을 따른다면, 누구나 암을 이겨내는 기적을 경험할 수 있다.

내 몸을 지키는 백만 대군, 면역 체계를 튼튼히 하라

면역 체계를 강화하는 것만으로도 암을 극복할 수 있다면, 우리 몸을 지켜주는 면역 체계가 무엇인지 정확히 알아야 할 것이다. 면역 체계는 비자체물질(외부로부터 침입한 각종 세균, 곰팡이, 바이러스)을 찾아내 제거하는 모든 세포의 반응 시스템이다. 즉, 면역 체계는 적으로부터의 공격에 대비해 방어력을 쌓고, 쳐들어오는 적군을 수비하고 반격하는 것이다.

면역 체계는 태어날 때부터 지니고 있는 선천 면역과 후천적으로 환경에 적응하면서 얻는 획득 면역으로 나뉜다. 선천 면역은 백혈구 세포, 위산, 피부 지방, 혈액 속 인터류킨(Interleukin), 인터페론(Interferon) 등이 우리 몸에 침입한 적을 자동 박멸하는 면역 체계를 말한다. 획득 면역은 흉선으로 들어가는 여러 가지 백혈구, 갑상선, 비장, 간 등 10여 가지 기능을 지닌 특별 훈련된 세포들의 면역 체계를 뜻한다.

모든 세포는 각각의 임무가 있는데 그중 우리 몸을 보호하는 주요 세포는 대식 세포, 자연 살해 세포(Natural killer cells), B세포(B cells), 킬러 T세포(Killer T-cells), 도움 T세포(Helper T-cells)이다.

면역 체계의 세포는 숙련된 군대로 우리 몸속 구석구석을 돌아다니며 세균, 바이러스와 곰팡이 같은 균류를 찾아내어 제거한다. 군대에 보급품이 제공되듯이 우리의 면역 체계에도 단백질, 미네랄, 올레인산, 비타민, 효소, 아미노산 등이 제공되어야 한다. 이외에도 플라보노이드, 폴리페놀, 다당류, 안토시아닌과 같은 식물내재영양소가 공급되어야 면역 체계가 우리 몸을 보호할 수 있다.

식물내재영양소가 세포를 보호한다

면역 체계라는 군대의 2/3는 소화 기관에 몰려 있고 나머지 1/3은 혈액과 림프액을 따라서 다른 기관을 보살피며 적으로부터 우리 몸을 보호한다. 우리 몸의 군대는 세포막을 뚫고 세포 속으로 들어가 적을 죽이지는 않는다. 단지 돌연변이 암세포가 나타났거나 외부로부터 적이 침입했을 때에만 공격한다.

물론 예외도 있는데 류머티즘, 관절염, 전신성 홍반성 루푸스, 다발성 경화증 같은 질환은 면역 체계의 세포가 정상 세포 속으로 잘못 들어가 공격하여 발생한 질병으로 자기 면역 질환(Autoimmune disease)이라고 부른다.

몸 안의 모든 세포는 완벽한 보호 체계를 가지고 있다. 우선 1단계 효소(Phase I Enzyme)는 세포 속으로 들어가 유해 물질을 무해 물질로 만든다. 다음으로 2단계 효소(Phase II Enzyme)가 충분한 영양분으로 독소를 내보내고 식물내재영양소를 무기로 공격 태세를 갖춘 후, 우리 몸에 침입한 발암 물질을 제거한다.

이처럼 면역 체계와 자가 치유 시스템의 모든 세포에 영양소와 식물내재영양소가 충분히 공급되면 각각의 세포가 건강한 자기 보호 시스템을 갖게 된다. 그러면 우리 몸은 영원히 파괴가 불가능한 암세포로 절대 변형되지 않는 강력한 세포를 갖게 된다.

🖐 **여기서 잠깐!**

면역 체계는 외부로부터 침입한 물질을 제거하거나 이에 대응하는 항체를 생산해 몸을 보호하는 시스템으로 자연 살해 세포, B세포, T세포, 대식 세포 등이 중요한 역할을 한다.
백혈구의 일종인 자연 살해 세포는 골수에서 생성되어 암세포를 직접 파괴하는 면역 세포로 NK세포라고도 불린다. B세포는 면역 반응에서 외부로부터 침입하는 항원에 반응해 항체를 만들어내며 킬러 T세포는 바이러스에 감염된 자신의 세포나 암세포를 파괴한다. 대식 세포는 동물 체내 모든 조직에 분포하면서 외부로부터 침입한 세균 등 이물질을 포식, 소화해 몸을 보호한다.
이외에도 몸 안에 들어온 세균이나 해로운 물질을 면역계가 맞서 싸우도록 자극하는 단백질인 인터류킨과, 항바이러스성 단백질이자 세포의 조절 물질로서 그 기능이 아주 다양한 인터페론도 몸을 외부 물질로부터 보호하는 역할을 한다.

바이오리듬을 거스르면 병이 찾아온다

앞서 우리 몸에는 강력한 면역 체계와 자가 치유 시스템이 있으며 세포 하나 하나에도 완벽한 자기 보호 시스템이 있다고 설명했다. 또한 세포들은 탄수화물, 단백질, 아미노산, 지방, 올레인산, 비타민, 효소, 미네랄 등의 영양소, 그리고 무엇보다도 중요한 식물내재영양소를 흡수해야 한다. 이러한 영양소를 섭취하는 것만큼 중요한 것이 바로 바이오리듬에 따라 식품을 섭취하는 것이다.

여러분이 면역 체계와 자가 치유 시스템의 중요성을 충분히 인식했을 것이라고 생각하고 예전에 진료했던 한 환자의 사례를 이야기하고자 한다.

어느 날 환자 한 명이 친구의 소개로 나를 찾아왔다. 그는 의자에 앉자마자 두통이 심해 병원을 여기저기 찾아다녔고 약도 지어 먹었지만 여전히 머리가 깨질 듯이 아프다고 했다. 찡그린 표정만 보아도 오랫동안 두통에 시달려왔다는 것을 알 수 있었다.

"선생님은 환자의 왼쪽 발만 보면 병의 원인을 알 수 있다고 하던데, 제 머리가 왜 이렇게 아픈 건가요?"

질문에 답하기 전, 그의 왼쪽 신발과 양말을 벗기고는 물었다. "아침은 왜 안 먹습니까?"

그가 깜짝 놀라며 대답했다. "위가 좋지 않아서요."

나는 이어서 물었다. "쓴맛이 느껴지거나 입 냄새가 심한 편이지요?"

말이 끝나기가 무섭게 그가 고개를 세차게 끄덕이며 말했다. "네! 정말 그래요. 말한 적도 없는데 어떻게 아세요? 정말 신기하네요."

"저녁식사도 늦게 하시죠?"라고 다시 묻자 그는 민망한 듯 대답했다. "네…. 9시쯤에 집에 들어가서 씻고 저녁 먹고 나서 바로 잠자리에 들어요."

나는 그에게 진단을 내렸다. "환자분이 머리가 아픈 것은 식사 시간이 잘못되었기 때문입니다. 아침에는 신선한 야채과일즙을 마시고 오후에는 야채샐러드를 먹고, 저녁식사는 반드시 6~7시에 하십시오. 3~4개월이 지나고 나면 어지럼증이 호전될 겁니다."

4개월 후 그 환자로부터 전화가 왔다. "오선생님, 정말 대단하세요. 증상도 나아졌고 어지럼증도 없어졌어요. 정말 감사합니다!"

위 환자는 어지럼증을 호소한 경우인데, 잘못된 식사 시간 때문에 몸이 영양소를 충분히 흡수하지 못해 생긴 증상이었다. 영양소 흡수를 못하자 이는 필수 영양소 결핍으로 이어졌고, 그 때문에 결국 병이 생긴 것이었다. 아마 그대로 두었다면 정말 큰 병으로 발전했을 것이다.

이와 같이 체내 시계, 즉 '바이오리듬'은 우리 몸에서 중요한 역할을 한다. 바이오리듬은 대뇌 중추에서 분비되는 호르몬의 영향을 받는다. 즉, 몸에서 영양소를 필요로 하면 대뇌는 '배가 고프다'는 신호를 전달해 밥을 먹도록 한다. 몸이 피곤할 때는 대뇌에서 세로토닌이라는 호르몬이 분비돼 잠을 자도록 한다. 이처럼 우리 몸의 모든 기능은 바이오리듬에 따라 움직이는 것이며, 그 주기 또한 정확하다.

바이오리듬에 따라 휴식을 취하면 건강을 유지할 수 있다. 하지만 바이오리듬대로 생활하지 않으면 신체 기관은 천천히 균형을 잃고 우리 몸에 노폐물과 독소 등이 쌓이면서 질병이 발생하게 된다.

정확한 시간에 올바른 방법으로 좋은 음식을 먹어야 한다

건강한 삶을 원한다면 바이오리듬에 맞게 음식을 섭취해야 한다. 바이오리듬은 '새벽 4시(04시)~정오(12시)의 노폐물 배출', '정오(12시)~오후 8시(20시)의 영양소 흡수', '오후 8시(20시)~새벽 4시(04시)의 영양소 공급'의 3단계로 나뉜다.

바이오리듬에 따라 음식을 섭취하려면 아침은 고섬유질의 야채와 과일을, 점심은 영양소가 풍부한 음식을 먹어야 한다. 그리고 저녁은 일찍 먹되 많이 먹지 말아야 한다. 무엇보다 야식은 세상에서 가장 나쁜 식습관이므로 피해야 한다.

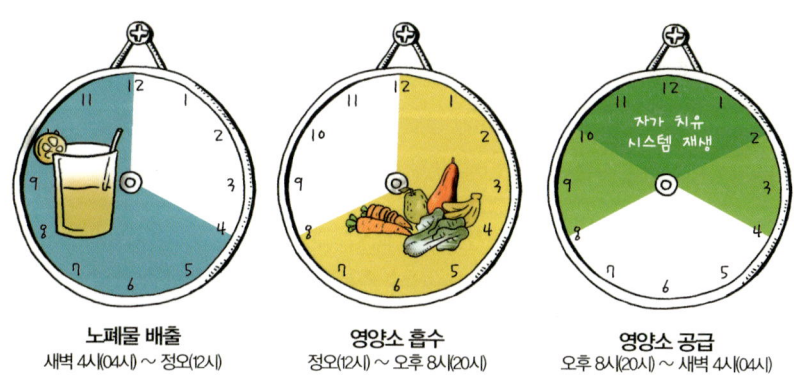

노폐물 배출	영양소 흡수	영양소 공급
새벽 4시(04시) ~ 정오(12시)	정오(12시) ~ 오후 8시(20시)	오후 8시(20시) ~ 새벽 4시(04시)

새벽 4시~정오 - 야채와 과일 섭취로 노폐물을 배출한다

새벽 4시부터 정오까지는 우리 몸에서 노폐물 배출이 이뤄지는 시간대이다. 그래서 아침식사를 할 때에는 신선한 야채와 과일을 많이 먹어야 한다. 야채와 과일에 들어 있는 섬유소가 소화 기관의 세포를 도와 몸 안의 독소를 제거해주기 때문이다.

섬유소가 부족하다고 느껴지면 고섬유질의 야채과일즙을 500cc 마시면 된다.

야채과일즙을 만들 때는 3마력 이상의 믹서를 사용해야 한다. 믹서의 힘이 좋을수록 섬유소 세포가 잘게 부서지면서 식물내재영양소가 충분히 분해된다. 이렇게 만들어진 가느다란 섬유소와 식물내재영양소는 세포가 독소를 배출할 수 있도록 돕고, 각 세포에 영양소를 충분히 공급한다.

우리는 매일 식사를 세 번 하는데 건강을 위해선 배변 역시 세 번 하는 게 좋다. 특히 정오 전에 두 번, 오후나 잠자기 전에 한 번 배변하는 게 가장 좋다. 이처럼 대장 속을 항상 깨끗이 유지해 대장이 노폐물의 집합소가 되지 않도록 해야 한다.

소화 기관에는 수 조에 달하는 세균이 번식하는데 이런 세균들이 창자에서 차지하는 무게는 무려 1.5~2kg에 달한다. 하지만 세균이 나쁜 것만은 아니다. 식도의 점막 세포에 붙어 있는 유익균은 나쁜 균이 점막 세포를 뚫고 들어오는 것을 막는다. 이처럼 유익균과 나쁜 균은 서로 대치하면서 균형을 이룬다.

현대인은 많아야 하루에 한 번 정도 대변을 본다. 심지어 2~3일에 한 번 대변을 보는 사람도 있다. 거의 3일 전의 음식물 찌꺼기가 나오는 것이 대변인데, 노폐물이 체내에 오래 남아 있으면 오히려 몸으로 역흡수되어 혈액을 오염시키고 간과 신장에 부담을 준다. 결국 대장에 폴립(polyp, 버섯처럼 생긴 돌기로 장내 점막에 발생하며 암으로 진행되기도 함–편집자 주)이 생기면서 대장암 발병률도 높아진다.

배변을 자주 하는 것이 얼마나 중요한지는 다음 사례를 보면 알 수 있다.

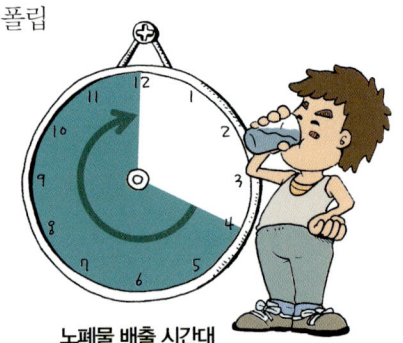

노폐물 배출 시간대

대장에 폴립이 생긴 여성 환자가 나를 찾아왔다. 그녀는 수술을 하지 않고 폴립을 없애고 싶다고 했다. 그녀에게 왼쪽 신발과 양말을 벗으라고 한 뒤 물었다. "대변은 잘 보십니까?"

그녀가 살짝 민망해하면서 대답했다. "잘 보는 편이에요. 거의 매주 금요일 9시가 되면 바로 화장실에 가요."

세상에! 일주일에 한 번이라니! 대장에 폴립이 생기는 것은 당연지사였다. 그대로 두었다면 분명 암으로 진행됐을 것이다.

그녀에게 다음과 같이 일러주었다. "하루에 반드시 3번 대변을 봐야 대장에 쌓여 있는 노폐물이 완전하게 없어집니다. 매일 야채와 과일을 많이 먹고 3마력 이상의 믹서로 야채과일즙을 만들어서 4잔 이상 마시도록 하세요."

그리고 유기농 식품점이나 건강식품점에서 섬유 가루를 사서 먹어도 된다고 알려주었다. 자세한 방법을 소개하면, 섬유 가루 1큰술을 물 1컵이나 야채과일즙에 넣고 야자유와 올리브유를 각각 1큰술씩 떨어뜨린 후 섞어서 하루에 3번 마셔야 한다. 그리고 매일 물 6~8잔 정도를 아주 천천히 한 모금씩 마시면 하루에 3번 대변을 볼 수 있다.

이렇게 했는데도 성공하지 못하면 섬유 가루를 1큰술에서 1.5~3큰술로 늘려도 좋다. 하루에 대변을 3번 볼 수 있을 때까지 양을 늘려나가도록 한다. 그리고 아침과 저녁식사 30분 전에 반드시 복합 유산균(여러 가지 유익균이 들어 있으며 유기농 식품점이나 건강식품점에서 구매 가능) 3알을 복용하여 대장 속 유익균 수를 늘려간다. 3~4개월이 지나 재검진을 하면 대장 속 폴립이 줄었을 것이다.

역시 3개월이 지난 후 그 환자로부터 전화가 왔다.

"오선생님, 폴립이 완전히 없어졌대요. 수술 안 해도 돼요. 너무 좋아요."

다시 말하지만 야채과일즙을 만들 때 3마력 이상의 믹서에 갈아야 식물내재 영양소가 분해돼 나올 수 있으며 이것이 대장의 림프구와 대식 세포에 전달돼 폴립을 먹어치울 수 있다.

정오~오후 8시 – 하루 세끼 중 점심식사가 가장 중요하다

정오부터 오후 8시 사이는 우리 몸이 영양소를 흡수하는 시간대로, 보통 이 시간에 점심과 저녁식사를 한다. 대부분 아침식사가 가장 중요하다고 생각한다. 하지만 사실은 그렇지 않다. 바이오리듬을 보면 오후 시간대에 영양소가 흡수되기 때문에 점심시간이야말로 가장 중요한 식사 시간이다.

점심식사 – 다양한 영양소를 충분히 공급하라 아침에 장을 깨끗이 하고 독소를 제거했다면 오후에는 영양소를 충분히 흡수해야 한다. 야채와 과일을 많이 먹고 고수와 향신료 위주로 맛을 내고 해산물을 곁들인 식사를 한다.

평소 나는 점심식사 1시간 전에 야채과일즙 한 잔을 마시고 야채샐러드를 만들어 먹는다. 샐러드에는 당근, 무, 근대뿌리, 토마토나 방울토마토, 셀러리 약간, 옥수수, 어린 시금치잎, 자주색 양배추, 토끼풀 싹, 그리고 약간의 발아콩이 들어간다.

이외에도 아마씨 가루 1~2큰술, 참깨 1~2큰술, 계핏가루 1/4작은술 또는 애기회향 가루나 정향 가루, 채 썬 생강, 마늘, 잘게 썬

영양소 흡수 시간대

고수, 바질(sweet basil), 잘게 썬 박하잎 약간 또는 로즈마리를 넣고 올리브유와 야자유 각각 1큰술, 레몬 주스, 유기농 식초, 해염(海鹽, 바닷물로 만든 소금) 약간, 그리고 간장을 넣는다. 블루베리나 구기자 또는 딸기나 얇게 썬 과일을 넣어도 좋다.

단백질은 정어리 1~2마리, 연어찜이나 연어회 30g, 달걀 완숙 중 하나로 보충한다. 참고로 생선은 연어나 정어리가 아닌 다른 바닷고기로도 대체 가능하며 회는 멸균 처리된 겨잣가루를 곁들인다. 이같이 점심식사를 하면 영양소를 충분히 섭취할 수 있을 뿐 아니라 포만감도 느낄 수 있다.

해산물은 반드시 신선한 것을 골라야 한다. 민물고기나 얕은 바다에서 사는 물고기인 천해어(淺海魚)보다는 깊은 바다에서 사는 심해어(深海魚)가 금속 함유량이 적다. 또 일반 새우보다는 큰 새우가 금속 함유량이 적다. 정어리는 심해어 중 가장 좋은 어종으로 세포를 보호하며 뼈의 형성을 촉진시키고 신진대사를 돕는 오메가-3와 RNA가 들어 있다. 가공식품을 권하고 싶지는 않지만 토마토가 들어 있지 않은 정어리 통조림은 괜찮은 편이다(토마토는 통조림 금속의 독소를 흡수하기 때문에 토마토가 들어 있는 정어리 통조림은 피한다). 가끔은 물에 삶은 정어리 통조림과 야채, 과일을 듬뿍 섞어 점심으로 먹어도 좋다.

저녁식사 – 입에는 단 고기가 몸에는 쓰다 저녁식사 때 우리 몸에 영양소를 충분히 공급하려면 되도록 저녁 6시 전에는 식사를 마치는 것이 좋다. 저녁식사 1시간 전에 야채과일즙 1~2잔 정도를 마시고 생강과 마늘이 들어간 야채샐러드, 오곡(쌀, 보리, 콩, 조, 기장)과 약간 발아된 콩으로 만든 밥을 먹는다. 기름이 많이 들어가는 부침, 튀김, 볶음, 구이는 피해야 한다.

육류는 되도록 먹지 않는다. 오곡과 콩에 많이 들어 있는 트립토판(Tryptophan)은 수면에 도움이 되는 반면, 육류에 들어 있는 아미노산은 수면 장애를 불러올 수 있기 때문이다. 육류를 오곡이나 콩류와 함께 먹어도 수면에는 여전히 방해가 된다는 점을 유의하자.

오후 8시~새벽 4시 – 10시 이전에 자야 자가 치유 시스템이 회복된다.

간은 오후 8시부터 새벽 4시 사이에 영양소를 흡수하고 저장한 뒤 각 기관에 전달한다. 각 기관에서 하루에 소화하는 에너지의 양은 같다. 특히 밤 10시부터 새벽 2시까지는 멜라토닌의 도움으로 면역 체계와 자가 치유 시스템이 재생하는 시간으로 수면을 취하기 가장 좋은 시간대이다.

피로를 해소하고 우리 몸에 영양소를 잘 분배하려면 식사를 할 때마다 식물내재영양소를 섭취하는 것이 가장 중요하다. 우리 몸에 영양소가 충분히 공급되면 면역 체계가 하루 동안 일할 수 있는 힘을 얻게 되고 이에 따라 자가 치유 시스템도 재생 작용을 할 수 있다. 세포가 독소를 배출하는 작업의 핵심 원동력은 바로 식물내재영양소에서 나오기 때문에, 이를 꾸준히 섭취해야만 세포의 신진대사와 면역 체계의 기능이 원활하게 작동해 우리의 몸이 젊음을 유지할 수 있다.

하지만 식물내재영양소가 충분히 공급되지 않으면 면역 체계와 자가 치유 시스템이 제대로 작동할 수 없으므로

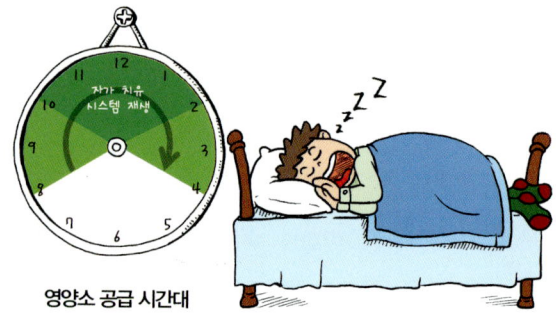

영양소 공급 시간대

단지 매일 일찍 자는 것만으로는 건강에 큰 도움이 되지 않는다.

잠을 잘 때는 모든 빛을 차단하라 면역 체계는 매일 밤 10시에서 새벽 2시까지 우리 몸 전체를 바쁘게 돌아다니면서 힘을 불어넣고 바이러스를 제거한다. 또한 이 시간대에는 면역 체계와 자가 치유 시스템도 재충전을 하면서 상처를 치유한다.

그런데 바쁜 현대인들은 이 시간대에 잠드는 것이 쉽지 않다. 더군다나 이 시간대에는 주위가 밝은 경우도 있다. 하지만 우리 몸의 시스템이 제 역할을 하도록 하려면 최대한 일찍 잠자리에 들어야 하며 주위도 어둡게 만들 필요가 있다. 그러므로 방안의 모든 불을 끄고 잠을 자는 것이 가장 좋다.

영아와 어린이가 잘 때는 모자를 씌우는 것이 좋으며 부모가 아이들에게 편한 모자를 선택해줄 필요가 있다. 이는 아이의 머리를 따뜻하게 해주기 위해서가 아니라 대뇌의 송과선(松果腺, 머리 쪽으로 들어오는 빛을 느끼며 생체 리듬에 관여하는 호르몬을 형성함)을 어둡게 해 영아와 어린이의 면역 체계 회복시간을 앞당기기 위해서이다.

미국에서 행한 한 실험에서는 실험 참가자를 밤 10시부터 새벽 2시까지 불을 켠 채로 잠을 자도록 했다. 실험 종료 후 그들을 검사한 결과, 자가 치유 시스템은 거의 작동하지 않았고 면역 체계도 제 역할을 하지 못했다는 놀라운 사실이 확인됐다.

따라서 피로를 해소하려면, 그리고 건강해

백회혈 아래에 있는 송과선에서 분비되는 멜라토닌이 면역 체계의 회복을 돕는다.

지고 싶다면 이 시간대에는 푹 쉬어야 한다. 이 시간대에 숙면을 취하지 못하면 수면 시간이 아무리 길어도 피로가 절대 풀리지 않으며 파괴된 세포도 회복되지 못한다. 밤에 잠을 제대로 못 자면 몸에 침입한 세균들이 살아남을 수 있는 기회를 얻기 때문이다.

당신의 혈액형이 원하는 음식은 따로 있다

앞서 우리 몸의 면역 체계와 자가 치유 시스템에 탄수화물, 단백질, 아미노산, 지방, 올레인산, 효소, 비타민, 미네랄 등의 영양소, 그리고 식물내재영양소가 균형 있게 공급돼야 한다고 언급했다. 각각의 영양소는 많든 적든 결국 면역 체계와 자가 치유 시스템에 영향을 미치기 때문이다.

물론 몸에 필요한 영양소는 개인에 따라 약간 차이가 나기도 한다. 예를 들면 단백질은 많이, 지방은 적게 섭취해야 하는 사람이 균등한 영양소 공급을 위해 단백질과 지방을 똑같이 섭취하면 체내 단백질이 충분하지 않기 때문에 면역 세포를 생성할 수 없고 지방량 과다로 면역 체계가 느리게 움직이게 된다. 이런 경우에는 균등하게 영양소를 섭취하는 것이 오히려 건강을 해칠 수도 있다. 바꿔 말하면 사람마다 필요로 하는 영양소가 다르기 때문에 똑같이 음식을 섭취할 필요가 없다는 것이다.

사람마다 식이 요법이 달라야 하는 이유는 혈액형마다 필요한 영양소가 다르기 때문이다. 따라서 혈액형을 고려해 필수 영양소를 섭취해야 건강한 면역 체계를 유지할 수 있다.

혈액형은 유전과 유전 인자에 따라 달라지므로 면역 체계와 자가 치유 시스템과도 관련이 있다. 의학 통계에 따르면 혈액형과 질병은 밀접한 관계가 있다. 아이의 혈액형은 수정란이 만들어지는 순간에 결정되는데 일반적으로 부모의 혈액형을 따른다. 아버지가 A형이고 어머니가 B형이면 A, B, AB형이 나올 수 있으며 가끔 O형이 나오기도 한다.

그렇다면 혈액형별로 몸에 필요한 영양소가 왜 다른 것일까? 답은 성경에서 찾을 수 있다. 성경에 "내가 온 지면의 씨 맺는 모든 채소와 씨 가진 열매 맺는 모든 나무를 너희에게 주노니 너희의 먹을거리가 되리라"(창세기 1:29)는 말씀이 나온다. 여기에서 인류 조상의 식생활이 채식 위주였음을 어렵지 않게 유추할 수 있다. 채식형 혈액형인 A형은 몸이 알칼리성이고 성격이 보수적이며 침착하고 리더십이 있다.

성경에 따르면 인류의 선조들이 날이 갈수록 포악해져 하나님은 인류를 멸망시키려고 홍수를 내린다. 대홍수로 인해 채소와 과일이 없어지고 인간은 높은 산에서 생활하게 되면서 사냥과 채집으로 구한 음식으로 끼니를 때울 수밖에 없었다. 이 과정에서 우리 몸도 새로운 환경에 적응하기 위해 채식형 혈액형인 A형에서 육식형 혈액형인 O형으로 바뀌었다. 하지만 육류는 혈액형을 산성으로 바꾸기에 O형의 몸은 비교적 산성에 가깝다. O형은 성격이 화를 잘 내고 거친 편이면서 시원시원하고 동적인 것을 좋아한다.

대홍수가 끝나자 인류의 조상은 야생 동물을 초원에서 키우고 오곡을 심기 시작했으며 물물 교환을 하게 되었다. 이들은 점점 다양한 음식을 먹게 되면서 영양소도 균형 있게 섭취하게 됐고 혈액형은 다시 B형으로 바뀌게 되었다. B형은 온유하며 화합을 중시해 인간관계가 좋은 특징이 있다.

무역 거래를 통해 사람들의 왕래가 잦아지면서 A, B, O형 간에 결혼을 하고, 그 결과 AB형이 생겨났다. AB형은 A, B, O형의 특징을 모두 갖고 있기 때문에 다혈질이며 변덕이 심하고 다소 자기중심적이지만 화합을 좋아한다.

오래전부터 혈액형 심리학을 통해 혈액형이 성격에 영향을 미친다는 사실은 널리 알려져 있다. 그렇기에 혈액형별로 필요한 영양소가 다르다는 사실은 생소하게 느껴질 수 있다. 하지만 인류의 발달 단계를 생각해본다면 이해하기 어려운 것은 아니다. 몸에 좋다고 알려진 음식을 먹었지만 나와는 맞지 않다고 생각했던 적이 있다면, 혈액형별 음식을 조금 더 유심히 살펴보아야 할 필요가 있다. 나와 맞지 않는 음식을 섭취하면 이는 곧 질병으로 이어지기 때문에 자신의 혈액형에 맞는 식품을 섭취하는 것이 좋다.

A형은 유제품과 육류를 피하라

의학 통계에 따르면 A형은 포도상구균이 유발하는 화농성 염증, 살모넬라균에 의한 질환, 결핵, 디프테리아, 이질뿐 아니라 유행성 감기, 죽상 동맥 경화증, 류머티즘, 심근 경색, 간질, 만성 알코올 중독 등에 잘 걸린다.

또한 A형은 설암, 위암, 식도암 등 소화 기관 계통에 암이 잘 걸리며, 특히 위암 발병률이 높고 병변(病變, 병으로 인한 몸의 변화)이 위 주위에 많이 발생한다. 따라서 A형은 복통, 구토, 혈변의 증상을 보이거나 속이 거북하고 수척해지는 증세가 나타나면 되도록 빨리 의사의 진단을 받고 식단을 바꿔야 한다.

주의사항 A형은 되도록 유제품을 먹지 말고 부침, 튀김, 볶음, 구이와 같은 조리 과정을 거친 음식은 피해야 한다. 만약 A형이 매일 육류와 생선을 먹으면 소화 불량이 나타나고 각 기관의 기능이 떨어져 혈관 경색, 심장병, 뇌종양, 중풍, 변비, 피부병, 암 등을 유발할 수 있다.

식단은 채소 55%, 과일 20%, 오곡 및 견과류 20%, 알류와 해산물 5%로 구성하는 것이 좋다. 콩은 발아된 것이 좋으며 알류와 해산물은 상극이므로 함께 먹지 않는다.

운동은 격렬하게 하지 말고 요가, 단전 호흡, 태극권 등 가벼운 운동을 하거나 정좌, 기도, 명상을 통해 심신을 편안히 하도록 한다.

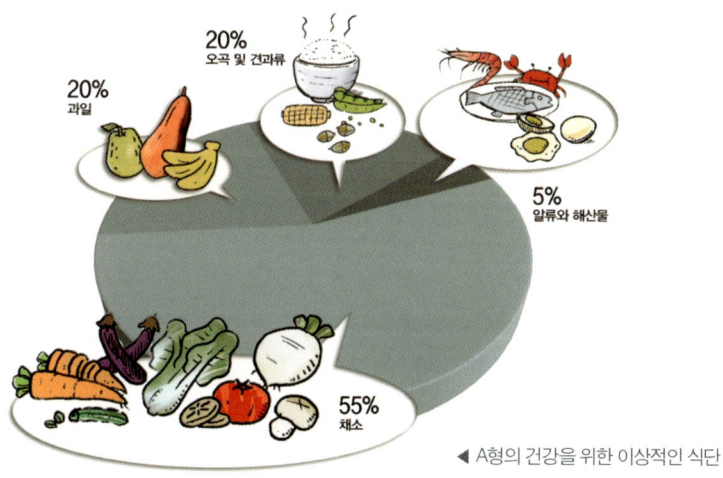

◀ A형의 건강을 위한 이상적인 식단

A형 사례 벨기에에서 강연했을 때 이야기이다. 강연이 끝나자 프랑스어를 쓰는 벨기에 사람이 찾아와 억울해하며 말했다.

"의사 선생님, 저는 무술 도장을 열어 소림권법, 검법, 창술과 태극권을 가르치고 있습니다. 평소 건강을 위해 매일 소고기와 치즈, 빵을 먹고 우유도 마시며 채소와 과일 섭취도 잊지 않았습니다. 사람들이 균형 잡힌 식사로 추천하는 것은 모두 먹었습니다. 게다가 매일 포도주 1잔과 물 8잔을 마셨습니다. 부침, 튀김 요리는 입에도 대지 않고 아이스크림도 안 먹었습니다. 매일 운동하고 영양가 있는 음식을 섭취하여 건강하다고 생각했는데 심장 수술을 두 번이나 받았고 지금은 매일 심장 약과 콜레스테롤 약을 먹고 있습니다. 도대체 왜 이런 겁니까?"

난 그 사람의 왼쪽 양말과 신발을 벗기고는 말했다. "혈액형이 문제입니다. 혹시 A형이 아니신지요?"

깜짝 놀라 내 말을 믿지 못하겠다는 듯이 바라보는 그에게 차근차근 이유를 설명했다.

"혈액형과 음식은 밀접한 관련이 있습니다. 우선 A형은 육류와 유제품을 먹어서는 안 되는데 당신은 매일 먹었습니다. 또 A형은 술을 마셔서는 안 되는데 매일 와인을 마셨습니다. 그리고 격한 운동도 금물인데 매일 소림권법이며 창술이며 검법을 일삼았습니다. 이 모든 행동이 당신과는 맞지 않는 것이었습니다. 몸이 필요치 않는 식품을 매일 먹고 오히려 필요한 음식은 섭취를 하지 않았거나 부족했기 때문에 병이 생긴 겁니다. 간단하죠?"

내 말이 끝났는데도 여전히 못 믿는 눈치여서 재차 말했다.

"당신은 무술을 가르치고 수련해야 건강해질 수 있다고 생각하지만 사실은 매일 검법과 창술을 연마한다고 쓸모가 있습니까? 중병에 걸린다면 그렇게 연습한들 무슨 소용이 있겠습니까? 제가 말한 것을 진심으로 3~4개월 동안 실천해 보기를 바랍니다. 그때가 되면 당신의 몸에 기적이 일어날 것이고 의사도 더 이상 오지 말라고 할 겁니다."

이어서 그를 좀 더 다그치며 말했다. "믹서는 3마력 이상으로 구입하시고 제가 제안하는 아래 식단에 따라 매일 야채과일즙을 만들어 드십시오."

 TIP 야채과일즙

재료
- 토마토 2개, 키위 적당량(좋아하는 과일로 대체 가능), 당근 1개, 중간 크기의 근대뿌리 1개, 셀러리 2대, 옥수수 1개, 얇게 썬 생강, 매운 붉은 고추 1개(매운 것이 싫으면 빼도 됨), 마늘 1쪽, 고수 4대, 파슬리 4대, 아마씨 2큰술, 참깨 2큰술(검은깨, 흰깨 모두 가능), 레시틴 3작은술, 꿀벌화분 2작은술, 해염 반작은술, 녹조류 20알, 코큐텐(CoQ10) 3알, 증류수나 활성수(식물에서 추출한 미네랄이 함유된 물) 2컵

만드는 법
- 채소가 준비되면 깨끗이 씻어서 일정한 크기로 자른다. 레시틴을 뺀 나머지를 모두 믹서에 넣고 갈아서 적당히 걸쭉해졌을 때 레시틴을 넣고 10초간 약하게 갈아서 하루에 세 번 마신다.

식단
- 아래의 세끼 식단을 반드시 그대로 실천해야 한다.
- 아침식사 - 야채과일즙 2컵
- 점심식사 - 야채과일즙에 들어갔던 모든 재료를 샐러드로 만드는데, 약간의 식초를 넣고 레몬즙, 올리브유와 야자유를 각각 1큰술씩 넣는다. 물에 삶은 정어리 2마리를 넣어도 되고 조미료 없이 찐 연어 30g 또는 달걀 완숙 1개를 넣어도 된다. 단, 생선이나 달걀은 둘 중 한 가지만 섭취해서 동물성 단백질을 과도하게 섭취하지 않도록 한다.
- 저녁식사 - 야채과일즙에 들어갔던 재료보다는 좀 적게, 작은 접시에 샐러드를 준비한다. 이때 생선과 달걀은 넣지 않는다. 샐러드를 다 먹고 나면 발아콩, 현미 한 움큼, 마늘 6~7쪽, 생강 작은 것 1개를 넣고 현미밥을 만들어 먹는다.

4개월 후 진료소로 국제 전화가 걸려 왔다.

"오선생님, 저 벨기에에서 건강 자문을 했던 마크인데 기억하시죠? 선생님이 작성해주신 식단을 반신반의하면서도 따라했는데, 3~4개월을 그대로 하고 나니까 어느새 가슴 통증도 사라졌고 콜레스테롤 수치도 195까지 떨어졌습니다. 선생님께서 예상하신 대로 주치의가 더 이상 오지 않아도 된답니다. 그리고 지금

은 태극권만 가르치고 있는데 몸 상태도 훨씬 더 좋아지고 정신도 맑아졌습니다.
정말 너무 감사드립니다. 앞으로도 선생님이 짜주신 식단대로만 먹겠습니다."

A형을 위한 건강식품 가이드

음료	증류수나 깨끗한 물을 마신다
과일	되도록 시고 단맛이 나는 과일을 먹는다
견과류	호두, 호박씨, 아몬드, 해바라기씨 등을 매일 반 컵 정도 섭취한다
채소	다양한 채소를 많이 섭취한다
콩	발아콩이나 강낭콩을 먹는다
달걀	유기농 달걀을 먹도록 하며 완숙, 찐 달걀, 계란국처럼 물에 삶거나 끓여서 먹는다
유제품	아몬드유나 호두유 같은 견과류 우유나 두유를 먹는다 크림, 치즈, 액상 요구르트, 아이스크림 등 유제품은 먹지 않는다
해산물	일주일에 2번 생선을 섭취한다(단, 새우, 게와 조개류는 피한다)
육류	고기 종류에 상관없이 일주일에 1번 조미료 없이 물에 찌거나 삶아 먹는다
곡류	도정 안 된 현미나 메밀을 먹는다
지방	갓 짜낸 올리브유나 야자유가 가장 좋다

- 오곡은 벼, 기장, 조, 보리, 콩을 말한다. 벼는 쌀과 현미, 기장은 기장쌀과 옥수수, 조는 좁쌀, 보리는 밀(소맥), 보리쌀(대맥), 메밀, 귀리 등이며 콩은 일반적으로 팥, 녹두, 대두 등을 말한다. 잡곡은 벼와 밀을 제외한 호박씨, 호두, 율무 등을 말한다. 오곡과 잡곡류는 왕겨, 씨눈, 호분층, 속겨 등 4개로 구성된다. 왕겨의 주요 성분은 섬유질로 장의 연동 운동을 촉진해 변비, 대장암 등의 질환을 예방한다. 씨눈에는 비타민 B, E, 단백질 등 다양한 영양소가 들어 있다. 미당(米糖)은 왕겨, 씨눈, 호분층의 혼합물이며 그 속에 함유된 지질(脂質)은 모두 포화 지방산이다.
- 이시진(李時珍)의 《본초강목 本草綱目》에 곡(穀)은 33종, 콩은 14종으로 모두 47종이라고 나와 있다. 오곡은 병을 낫게 하고 몸을 강하게 하는 곡물이다. 쌀은 원기를 돋우고, 밀은 마음을 편안하게 하며, 보리쌀은 젖을 돌게 한다. 메밀은 스트레스를 해소하고, 귀리는 장을 청소하며, 수수는 위를 튼튼하게 한다. 좁쌀은 피부 미백에, 흑미는 장수에 효과가 있고, 검은콩은 머리를 검게 하기 때문에 많이 먹어야 한다.
- 콩은 삶기 전에 물에 불리는 것이 가장 좋다. 발아된 녹두싹을 먹으면 배에 가스가 차는 것이 멈추고 류머티즘이나 관절염을 예방할 수 있다.
- 콩을 물에 불리면 효소가 활성화되고 단백질은 활성 아미노산으로 바뀐다. 동시에 녹말은 당달으로 분해되며

비타민은 풍부해진다. 영양도 풍부하고 소화도 잘 되며 열량도 높은 콩을 제대로 섭취하기 위해서는 생으로 먹는 것도 좋다.

O형은 장기간의 채식을 피하라

의학 통계에 따르면 O형은 위궤양, 십이지장 질환, 간 경화, 쓸개염, 충수염, 천식, 농양 등의 질환에 쉽게 노출되는 편이나 일반적으로 병에 잘 걸리지 않고 다른 혈액형보다 평균 수명이 길다.

주의사항 O형은 육류를 적당히 섭취해줄 필요가 있다. O형이 오랫동안 채소 위주로 섭취하면 면역 체계와 자가 치유 시스템이 필요로 하는 영양소를 완벽하게 흡수할 수 없기 때문에 병에 노출되기 쉽다.

식단은 각종 채소 75%, 과일 10%, 육류, 해산물, 양젖(소량) 10%, 오곡 및 견과류 5%의 비율로 짜는 것이 좋다. 운동은 본인이 좋아하는 운동을 하도록 권하나 되도록 축구, 경보, 100미터 단거리 주행 등 유산소 운동을 하는 것이 좋다.

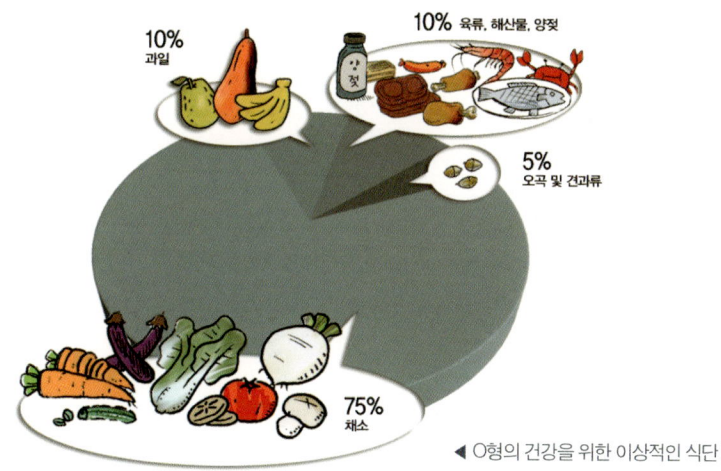

10%
과일

10% 육류, 해산물, 양젖

5%
오곡 및 견과류

75%
채소

◀ O형의 건강을 위한 이상적인 식단

O형 사례 프랑스에서 강연했을 때의 이야기이다. 강연이 끝나자 한 남자가 다가와 대만에서 온 스님이라며 자신을 소개했다. 그는 항상 피곤하고 기운이 없다며 건강 자문을 했다. 그의 왼쪽 신발과 양말을 벗기며 물었다. "혈압이 낮은 편이죠?"

놀란 그가 대답했다. "맞아요. 아니, 어떻게 아십니까? 보면 알 수 있는지요?"

다시 물었다. "혈액형이 O형이지요?" 더욱 놀란 그가 말했다. "어떻게 혈액형도 아십니까? 보면 알 수 있습니까? 맞아요. O형이에요."

나는 다시 그에게 말했다. "당신은 몸에 필요한 식품은 먹지 않고 오히려 필요 없는 식품을 먹었기 때문에 병이 생기고 기력을 잃어 피곤한 것입니다. 각 혈액형이 필요로 하는 음식이 있는데 당신은 O형임에도 O형이 먹어서는 안 될 음식은 먹고, 먹어야 할 음식은 먹지 않았습니다."

사실 O형은 육류를 섭취해야 한다. 소고기, 양고기, 돼지고기나 닭고기 모두 괜찮다. 그러나 스님은 종교적인 이유로 고기를 가까이하지 않았다. 그리고 그는 채식을 하긴 했지만 요리할 때 기름을 너무 많이 사용했다. O형 역시 부침, 튀김, 볶음 요리는 먹지 않는 것이 좋다. 우유나 유제품도 피해야 하는데 그 스님은 매일 우유를 마셨다. 또한 O형은 유산소 운동처럼 다소 격렬한 운동이 필요한데 스님은 대부분 가만히 앉아서 불경을 읽기만 했다. 때문에 혈액 순환 장애로 몸이 피곤해진 것이었다. 스님에게 O형이 지켜야 할 식습관과 생활 습관을 상세히 일러 주었다. 일주일이 지난 뒤 다시 만난 스님은 피곤함이 많이 사라졌다며 합장으로 고마움을 표했다.

O형을 위한 건강식품 가이드

음료	증류수나 깨끗한 물을 마신다
과일	되도록 시고 단맛이 나는 과일을 먹는다
견과류	매일 여러 가지 견과류를 섭취하나 반 컵 이상 먹지 않는다 아몬드, 호박씨, 호두, 생잣이 좋으며 캐슈너트, 땅콩은 먹지 않는다
채소	다양한 채소를 많이 섭취한다
콩	여러 종류의 발아콩을 먹는다
달걀	일주일에 2번 이상 먹지 않으며 유기농 달걀로 하루에 1개만 먹는다
유제품	일주일에 1번 양젖(120ml)을 섭취하며 다른 우유는 먹지 않는다 단, 아몬드유나 호두유처럼 견과류로 만든 우유는 가능하다
해산물	일주일에 3번 정도 생선, 새우, 게를 섭취한다
육류	일주일에 3번 살코기만 60g을 먹는다
곡류	오곡과 잡곡류 모두 가능하고 찌거나 삶아서 먹는다 기름에 볶아서 먹는 것은 안 된다
지방	오메가가 함유된 기름이 가장 좋다

• 최근 연구 결과에 따르면 다중 불포화 지방산은 오메가-3 다중 불포화 지방산과 오메가-6 다중 불포화 지방산으로 나뉘는데 두 지방산 모두 필수 지방산으로 체내 합성이 되지 않기 때문에 반드시 식품을 통해서 섭취해야 한다. 오메가-3 다중 불포화 지방산이 많이 들어 있는 식용유는 세포 속 산소량을 늘리며 혈관과 혈액을 부드럽게 해준다. 오메가-3 다중 불포화 지방산은 아마씨, 호두, 호박씨에 많이 들어 있으며 오메가-6 다중 불포화 지방산은 옥수수, 포도씨, 견과류에 많이 들어 있다.

• 몇몇 축산 업체는 동물에게 호르몬을 주사해 비정상적으로 성장을 촉진시킨다. 따라서 유기농 달걀, 유기농 육류를 먹는 것이 우리 몸에 좋다.

B형은 닭고기와 맞지 않다

B형은 이질, 유행성 감기, 다발성 경화증, 홍반성 루푸스, 골격계 질환, 생식기 계통 질환, 관절염, 결핵, 구강암, 유선암 등의 질환에 쉽게 걸린다. 특히 백혈병 발병률이 다른 혈액형보다 훨씬 높다.

주의사항 각종 채소 55%, 과일 10%, 뿌리줄기류 채소 15%, 오곡 및 견과류 10%, 알류 및 양젖으로 된 유제품 10%의 구성으로 식단을 짠다. 운동은 매일 30분씩 경보를 하는 것이 좋다.

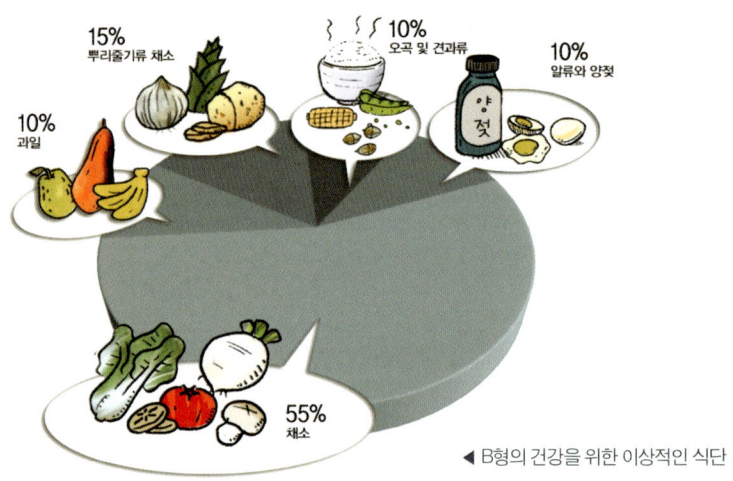

◀ B형의 건강을 위한 이상적인 식단

B형 사례 태국에서 강연을 했을 때 휠체어에 몸을 의지한 환자가 찾아왔다. 그녀는 곧잘 넘어지곤 했는데, 병원에서는 다발성 경화증이라고 진단을 내렸다. 당시 약을 복용해도 완치는 어렵다는 의사의 말에 그녀는 마음의 준비를 했다. 그리고 시간이 많이 흐른 뒤, 그녀는 휠체어에 의지하는 상태가 됐으나 어느 정도는 움직일 수 있었다. 그녀는 고통스러워하며 말했다. "오선생님, 이젠 정말 휠체어에서 벗어나고 싶어요. 저도 남들처럼 살고 싶어요. 어떻게 하면 새로운 삶을 살 수 있을까요? 저도 다시 걸을 수 있을까요?"

절박한 그녀의 왼쪽 양말을 벗기고는 그녀에게 물었다. "무슨 혈액형이죠?"

"B형이에요." 그녀의 대답을 들은 나는 그녀에게 말했다.

"당신이 중병을 앓는 이유는 원래 B형은 우유를 먹으면 안 되는데 당신은 우유는 물론 치즈, 아이스크림과 크림이 들어간 유제품을 매일 먹었기 때문입니다. 게다가 튀긴 닭과 불고기를 많이 먹었죠. 이런 음식은 절대 먹지 말아야 합니다. 앞으로는 부침, 튀김, 볶음 등의 음식뿐 아니라 우유와 유제품도 피하고 국수, 빵, 과자와 같은 밀가루 음식과 사이다는 먹지 말아야 합니다. 그리고 3마력 이상의 믹서를 사용해 야채과일즙을 만들어 먹어야 합니다."

그밖에도 그녀에게 다음과 같은 간단한 야채과일즙 레시피를 일러주면서 열심히 실천하라고 당부했다.

TIP 야채과일즙

재료
- 토마토 2개, 파인애플이나 키위, 혹은 딸기류 과일 적당량, 당근 1개, 중간 크기의 근대뿌리 1개, 셀러리 2대, 아스파라거스 4개, 야자열매 1/2컵 또는 야자유 4큰술, 생강 1개, 매운 붉은 고추 1개(매운 것이 싫으면 빼도 됨), 마늘 1쪽, 고수 4개, 파슬리 4개, 후춧가루 약간, 강황 가루 1작은술, 로즈마리 약간, 아마씨 2큰술, 참깨(검은깨, 흰깨 모두 가능) 2큰술, 레시틴 3작은술, 꿀벌화분 3작은술, 해염수 1작은술, 증류수 또는 활성수 2컵

만드는 법
- 모든 재료를 깨끗하게 씻어 알맞은 크기로 썰고, 레시틴을 제외한 나머지 재료를 믹서에 넣는다. 풀처럼 끈적거릴 정도로 간 후 레시틴을 넣고 10초 동안 약하게 더 갈아 하루에 3번 마신다. 1회 1컵씩 하루에 총 6컵을 마셔야 한다.

그녀에게 매일 대변을 3번 보도록 권했다. 잘 안 되면 섬유 가루를 야채과일즙에 넣고 마셔서 배변 양을 늘리도록 했다. 물론 격려도 잊지 않았다. 오랫동안 싸워야 하는 질병이기 때문에 낙담하지 말고 꾸준히 노력하라고 일렀다. 그리고 모든 것이 자신의 노력과 끈기에 달려 있으니 매일 난간에 의지해서 걷는

연습을 하거나 바닥에 누워 바퀴를 굴리듯 다리 운동을 하라고 했다.

B형을 위한 건강식품 가이드

음료	증류수나 깨끗한 물을 마신다
과일	아무 과일이나 먹어도 좋다
견과류	여러 가지 견과류를 하루 반 컵 정도 먹는다
채소	다양한 채소를 많이 섭취한다
콩	발아콩을 먹는다
달걀	일주일에 2번 찐 달걀이나 달걀 완숙을 먹으며 유기농 달걀로 섭취한다
유제품	일주일에 3번 양젖(120㎖)이나 아몬드유, 호두유 등 견과류로 만든 우유를 마신다
해산물	일주일에 3번 생선을 섭취하며 우렁이나 새우, 게와 조개류는 피한다
육류	닭은 먹지 않는 것이 좋으나 일주일에 2번 정도는 구운 닭고기나 양고기를 먹어도 된다
곡류	도정이 안 된 오곡미를 껍질째 먹는다
지방	오메가가 함유된 기름이 가장 좋다 올리브유, 아마씨유, 야자유, 호박씨유 등을 추천하며 다양한 기름을 먹어서 필수 지방산을 섭취한다

AB형은 닭고기와 소고기를 멀리하라

통계에 따르면 AB형은 패혈성 감염, 급성 호흡기 질환, 바이러스성 간염과 당뇨병 등에 걸릴 확률이 높다. 또한 정신분열증을 앓을 확률이 다른 혈액형보다 3배나 높다. 그러나 AB형은 결핵, 임신 빈혈 발병률이 다른 혈액형보다 낮다.

주의사항 AB형은 대체로 B형 식단을 따르지만 다소 차이가 있다. 각종 채소 55%, 뿌리줄기류 채소 15%, 오곡 및 견과류 15%, 알류와 양젖 10%, 과일 5%의 구성으로 식단을 짠다.

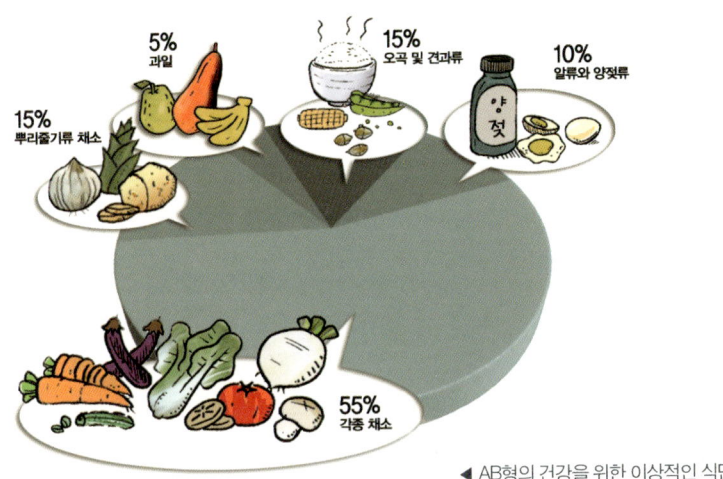

5%
과일

15%
오곡 및 견과류

10%
알류와 양젓류

15%
뿌리줄기류 채소

55%
각종 채소

◀ AB형의 건강을 위한 이상적인 식단

AB형을 위한 건강식품 가이드

음료	증류수나 깨끗한 물을 마신다
과일	과일은 적게 먹고 단맛이 나는 과일을 먹는다
견과류	매일 먹어도 되나 반 컵 이상은 먹지 않는다
채소	다양한 채소를 많이 섭취한다
콩	종류에 관계없이 발아콩을 조금 먹는다
달걀	일주일에 2번 찐 달걀이나 달걀 완숙을 먹으며 유기농 달걀로 섭취한다
유제품	일주일에 1번 우유 대신 양젖으로 120ml를 마신다 아몬드유, 호두유 등 견과류로 만든 우유를 마셔도 된다
해산물	일주일에 3번 생선을 섭취하며 우렁이나 새우, 게와 조개류는 피한다
육류	일주일에 2번 구운 닭고기나 양고기를 먹는다 소, 돼지, 오리, 거위고기는 피한다
곡류	오곡과 잡곡류 모두 가능하고 찌거나 삶아서 먹는다 기름에 볶아서 먹는 것은 안 된다
지방	오메가가 함유된 기름이 가장 좋다 올리브유, 아마씨유, 야자유, 호박씨유 등을 추천하며 다양한 기름을 먹어서 필수 지방산을 섭취한다

햇볕에 면역력의 답이 있다

환절기에 특히 건강을 조심해야 하는 이유는 몸의 온도와 관계가 있다. 겨울과 봄 사이 환절기에 체온은 변덕쟁이처럼 오르락내리락한다. 이런 날씨는 면역 체계와 자가 치유 시스템에 부담을 주기 때문에 체내 시스템도 다른 때보다 더욱 활발히 움직인다. 환절기에는 면역 체계가 여러 가지 세균, 바이러스, 곰팡이, 병균과의 전쟁으로 진이 빠지면서 외부 물질의 침투에 대한 대응력이 크게 떨어진다. 게다가 자가 치유 시스템의 회복 시간도 부족해지기 때문에 이 시기에 사람들은 유행성 감기를 많이 앓게 된다.

그러나 주위를 둘러보면 한겨울에 매서운 추위에도 감기에 걸리지 않고 건강하게 지내는 이들이 있다. 똑같은 환경에서 생활하는데도 왜 이들은 건강하고, 우리는 잔병치레가 잦은 것일까?

이 같은 의문에 대해 연구하면서 의학 전문가들은 열대 지방에서 유행성 감기가 우기(雨期)에 자주 나타난다는 점에 주목했다. 즉, 햇볕을 많이 쬐지 못할 때 감기가 발생하는 것이다. 우리 피부는 햇볕을 받으면 자연적으로 비타민 D를 생성하지만 겨울에는 햇볕이 약하기 때문에 우리 피부에서 비타민 D가 덜 생성되고 이 때문에 유행성 감기에 쉽게 전염된다. 따라서 특히 겨울철에는 비타민 D를 충분히 보충해줘야 한다.

비타민 D란?

우리가 흔히 볼 수 있는 것은 비타민 D와 비타민 D_2, D_3다. 비타민 D_2는 견과류, 씨, 씨눈, 버섯류, 효모와 녹색 채소 등에 들어 있으며 비타민 D_3는 단백질, 동물

내장과 고지방질의 심해어(연어, 정어리) 등에
들어 있다.

비타민 D₃는 비타민 D₂보다 사람의 몸에
중요한 역할을 한다. 비타민 D₃는 감기를 예
방해주고, 뼈의 칼슘 흡수를 촉진한다. 또한
대장암, 유방암, 그리고 전립선 종양 발병률
을 낮춰주며 두통을 개선하는 효과가 있다.

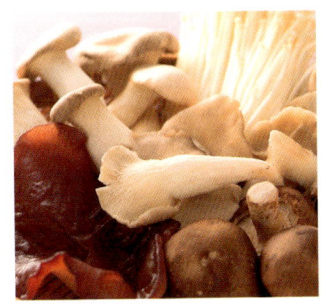

비타민 D는 주로 견과류, 씨, 버섯류,
달걀노른자, 동물 내장 등에 들어 있다.

겨울에는 비타민 D가 부족하기 쉬우므로 제때 보충해줘야 한다

앞에서 겨울에는 유행성 감기에 걸리기 쉽다고 했다. 이는 의학 연구 보고서
에서도 증명된 바 있는데, 캘리포니아의 정신과 전문의 존 캐널은 유행성 감기
가 비타민 D 부족과 관계가 있음을 밝혔다. 존의 연구에 따르면 비타민 D가 면
역 계통에 상당한 영향을 미치며 건강한 사람이라도 겨울에는 비타민 D가 부
족하므로 이를 반드시 섭취해야 한다.

그의 환자들은 대부분 흑인이었는데 흑인의 피부에는 멜라닌 색소가 많아 자
외선을 차단하기 때문에 비타민 D가 생성되기 어려웠다. 그렇다고 늘 태양을
바라보고 있을 수도 없는 노릇이었다. 그는 자신의 환자들이 혈중 비타민 D의
함량이 선천적으로 낮기 때문에 여러 가지 질환에 시달리는 것이 아닌가 하는
의문이 들었다.

존은 아프리카계 미국인을 대상으로 혈액 검사를 했고 그의 생각은 적중했
다. 비타민 D의 함량이 면역력에 큰 영향을 미친다는 것이 사실로 확인된 것이
다. 존은 일부 환자에게 매일 비타민 D₃ 2,000IU(IU: 비타민, 호르몬 등의 국제

단위-편집자 주)를 먹게 하자 이를 복용하지 않은 환자보다 겨울에 감기에 잘 걸리지 않았으며, 감기에 걸린 환자와 접촉하더라도 감염되지 않았다. 실험 이후 존과 그의 가족은 추운 겨울이 되면 매일 비타민 D₃ 5,000IU를 먹었으며 햇볕도 많이 쬐어 질병을 예방했다.

햇볕은 모든 생명의 근원이다. 햇볕이 없으면 식물은 광합성을 하지 못하고 산소가 배출되지 않으면 동물도 사람도 호흡을 할 수 없다. 태양 에너지를 통해 바다의 물은 수증기가 되어 하늘로 올라가고 그것은 다시 물(H_2O)로 바뀌어 대지를 적신다. 이를 통해 식물은 필요한 수분을 제공 받고 생장하며 꽃을 피우고 동물에게 먹이를 제공한다.

1945년 이전에는 매일같이 뙤약볕에서 일을 해도 피부암에 걸렸다는 사람은 없었다. 콜레스테롤이 자외선에 노출되면 피부를 보호하는 비타민 A로 전환되어 피부암을 예방할 수 있기 때문이다. 또 자외선에 노출된 콜레스테롤은 비타민 D₃로도 전환되는데 비타민 D₃는 암과 골다공증 예방에 효과적이다. 그리고 자외선은 피부 속 멜라닌을 자극해 갈색의 건강한 피부를 유지해주며, 피부 속 세균과 곰팡이를 박멸해 피부암 등의 피부 질환을 예방한다.

햇볕의 장점이 이렇게나 많은데도 현대인은 자외선 차단제를 바르지 않으면 외출을 하지 않을 정도로 햇볕을 무서워한다. 그것은 바로 수많은 화장품 광고가 모두 햇볕을 피해야만 한다고 하기 때문이다. 그러나 모두가 간과하는 사실은 피부에 자외선 차단제를 바르면 자외선이 피부 속 깊은 곳까지 닿지는 못하겠지만 오히려 더 많은 부정적 결과를 초래할 수 있다는 점이다.

나는 여전히 매일 30분씩 햇볕을 쬐고 대자연의 온기를 느낀다. 하지만 나는 피부 질환을 겪어본 적이 없다. 여러분도 이 사실을 실제로 느껴 보길 바란다!

계절별 일광욕 시간

계절	일광욕 시간	최상의 일광욕 시간대
봄	하루 45분 일광욕으로 비타민 D3 2,000IU의 효과를 얻을 수 있다	정오 ~ 오후 2시
여름	하루 20분 일광욕으로 비타민 D3 20,000IU의 효과를 얻을 수 있다	오전 11시 ~ 오후 4시
가을	하루 1시간 일광욕으로 비타민 D3 2,000IU의 효과를 얻을 수 있다	오전 10시, 정오 ~ 오후 2시
겨울	일광욕은 2시간이 적당하며 햇볕을 쬘 수 없다면 매일 비타민 D3 5,000~10,000IU를 섭취한다	정오

▲ 계절별 일광욕 시간을 지키면 비타민 D3를 충분히 흡수해 감기를 예방하고 뼈의 칼슘 흡수를 촉진할 수 있다.

콜레스테롤 약을 남용하면 비타민 D3가 부족해진다

많은 사람이 건강을 생각해 콜레스테롤 섭취를 줄이고 저지방 음식을 선택한다. 그러나 동물성 단백질 섭취량이 줄어들면 비타민 D3로 전환될 콜레스테롤이 우리 몸에 충분히 공급되지 못한다. 자외선에 노출된 콜레스테롤은 콜레칼시페롤(비타민 D)로 전환돼 우리 몸에 공급되기 때문이다. 게다가 현대인들이 콜레스테롤 수치를 떨어뜨리는 약까지 대량으로 사용하면서 비타민 D 부족 현상은 더욱 심각해졌다. 약을 먹으면 콜레스테롤 수치를 떨어뜨릴 수는 있지만 심장의 필수 영양소인 코큐텐(CoQ10, 코엔자임큐텐)이 부족해진다. 코큐텐이 줄어들면 심장 근육이 정상적으로 수축할 수 없어 심장이 약해진다. 너무나 안타까운 사실은 환자들이 이 사실을 모른 채 콜레스테롤 약을 먹고 있으며, 이로 인해 코큐텐이 부족해져 오히려 수명이 단축되고 있다는 것이다.

콜레스테롤 수치가 높다고 해서 반드시 심장병이 발생하는 것은 아니다. 하지만 콜레스테롤 약을 복용하면 심장병으로 사망할 확률이 높아진다. 혈중의 나쁜 콜레스테롤 함량이 260이고, 좋은 콜레스테롤 함량이 60이 안 되면 콜레스테롤 약과 함께 코큐텐을 충분히 보충해 심장을 보호해야 한다. 경험이 풍부한 영양사의 지시에 따라 음식으로 콜레스테롤을 조절해야 문제를 근본적으로 해결할 수 있다.

전 세계적인 비타민 D₃ 부족 위기가 온다

현재 세계는 비타민 D₃ 부족 현상을 겪고 있다. 사람들이 콜레스테롤 약을 복용하면서 우리 몸에서 콜레칼시페롤을 합성시킬 방법이 그만큼 줄어들었기 때문이다. 이 때문에 비타민 D₃ 부족 현상은 더 심각해졌다.

중요한 것은 자외선만으로는 콜레스테롤을 비타민 D₃로 전환시킬 수 없다는 사실이다. 자외선이 피부 속 혈관으로 침투하면 콜레스테롤이 활성화되어 비타민 D로 바뀌고, 체온의 영향으로 이는 다시 콜레칼시페롤로 전환된다. 마지막으로 간, 신장에서 화학 물질과의 반응을 거쳐 사용 가능한 비타민 D₃로 전환되는 것이다. 따라서 간과 신장이 건강하지 못하면 자외선을 쐬더라도 비타민 D₃가 부족해진다.

최근 연구들을 보면 비타민 D₃가 질병 예방에 얼마나 큰 역할을 하는지 알 수 있다. 한 연구에 따르면 비타민 D₃가 자연 항생 물질인 카텔리시딘(Cathelicidin)을 증가시켜 유해 세포의 세포막을 뚫고 병균을 죽이는 킬러 세포의 수를 늘린다. 또한 킬러 세포가 비타민 D₃의 생성을 자극하고 면역계 기능을 강화해 호흡 기관의 염증을 예방하며 감기 발병률을 낮춘다.

미국 캘리포니아 주 UCLA 대학의 연구에서는 비타민 D₃가 폐결핵균을 죽이는 것으로 나타났다. 이러한 효능은 고대인들도 이미 알고 있었다. 1세기 초,

폐결핵 환자를 격리 치료하긴 했지만 폐결핵에 햇볕이 효과적임을 알고 일광욕 치료도 병행했다. 그러나 의약품의 효능이 점점 좋아지고, 각종 매체에서 내보내는 잘못된 정보와 화장품 업체의 광고 때문에 햇볕 치료법은 사람들에게서 서서히 잊혀졌다.

현대인들이 이 같은 햇볕과 비타민 D_3의 중요성만 깨달아도 암, 다발성 경화증, 심장병, 우울증 등은 쉽게 예방할 수 있다.

갑상선이 건강해야 면역체계가 강해진다

편의점에 가보면 진열대와 냉장고를 가득 채운 가공식품을 쉽게 볼 수 있다. 그만큼 현대인들이 가공식품을 많이 소비하고 있다는 뜻이다. 그러나 이는 만성 질환을 더 쉽게 유발시키는 식습관 가운데 하나이다.

식품을 가공하면 식품 본래의 맛과 영양소가 파괴된다. 뿐만 아니라 가공 과정에서 설탕, 소금, 포화 및 불포화 지방이 첨가돼 아주 자극적인 맛을 내게 된다. 그리고 가공식품에는 섬유소가 거의 함유되어 있지 않기 때문에 장기적으로 가공식품을 섭취할 경우 섬유소 결핍을 일으킬 수 있다. 결국 변비, 치질, 식욕 부진, 두통, 정서 불안 등의 증상이 나타나게 된다.

무엇보다도 가공식품은 열량이 높다. 고열량 음식은 술과 담배를 더 하고 싶게 만든다. 현대인들은 운동량 또한 부족하기 때문에 당뇨병, 고혈압, 관상 동맥 질환, 혈관 경화, 종양 등 만성 질환의 발병률이 급격히 높아지고 있다.

스트레스가 갑상선 기능을 좌우한다

갑자기 마음이 급해지고 초조하고 긴장되며 손이 떨리고 몸무게가 급격히 줄어든다면 갑상선 기능 항진증(갑상선 호르몬이 과다하게 분비돼 갑상선 중독증을 일으키는 증세)을 앓고 있는 것이다. 하지만 사람들은 이를 느끼지 못한 채 그냥 지나치기 일쑤다. 뚜렷한 이유가 없는 갑상선 질환의 원인은 스트레스로 추측되며 가공식품의 과도한 섭취도 그 원인으로 꼽히고 있다.

미국 갑상선 기금회는 연구를 통해 스트레스를 받으면 혈중 스테로이드와 아드레날린 수치가 높아지면서 면역계에서 항체를 더 많이 만들어내고, 이는 갑상선을 자극해 갑상선 호르몬이 분비되어 항진증을 일으킨다고 지적했다.

내분비선인 갑상선은 여러 조직의 신진대사를 활발하게 한다. 요오드는 갑상선 호르몬을 합성하는 가장 중요한 원소로 오랫동안 요오드가 결핍될 경우 심적 장애, 갑상선 기능 저하, 갑상선 종양, 크레틴병(갑상선 기능 저하로 신체 및 지능의 발달이 늦어지는 병) 등의 질환을 일으킨다.

가공식품이 갑상선 질환을 낳는다

갑상선 질환을 예방하려면 흰쌀과 밀가루로 만든 정제 식품을 적게 먹어야 한다. 흰쌀과 밀가루 가공식품에는 모두 브로민화물(Bromide)이 들어 있다. 갑상선은 '무기 공장'과 같아서 일단 암세포가 발견되면 요오드가 함유된 갑상선 호르몬을 생성해 암세포를 죽인다. 그래서 요오드가 함유된 식품을 먹어야 한다. 그런데 매일 국수, 빵, 만두, 밀가루, 파전, 기름에 튀긴 빵, 과자를 먹으면 갑상선 수용체가 갑자기 불어난 브로민화물을 요오드 원소로 착각해 흡수한다. 브로민화물의 분자 구조가 요오드 화합물과 상당히 비슷하기 때문이다. 하지만 브로민화물에는 종양을 일으키는 주원인인 '브로드'가 포함되어 있기에 매일 가공식품을 먹으면 '브로드'가 오랫동안 요오드 수용체에 머물면서 염증을 일으키고 종양을 키워 갑상선암, 유방암 등을 일으킬 수 있다.

요오드의 흡수를 방해하는 것은 정제 식품만이 아니다. 불소와 염소도 요오드의 흡수를 방해한다. 불소는 주변 어디에서나 볼 수 있는 찻잎과 치약에 들어 있으며 염소는 수돗물, 수영장 물에 들어 있다. 염소 흡수량이 너무 많아지면 신장에 종양이 생기거나 방광암에 걸릴 수 있다.

커피, 홍차 등 카페인이 함유된 식품도 요오드의 흡수를 방해한다. 부침, 볶음, 구이, 튀김도 마찬가지다. 특히 흰색과 녹색 꽃양배추, 양배추, 배추와 같은 십자화과 채소, 두부, 두유 등은 모두 갑상선 기능을 방해한다. 따라서 갑상선 기능이 저하된 환자는 암으로 발전되지 않도록 이런 음식은 일단 먹지 말아야 한다.

갑상선 질환은 조기에 발견해야 하며 예방과 치료를 위해 음식을 제대로 섭취하는 것이 무엇보다 중요하다. 따라서 가공식품은 절대로 먹지 말고 요오드를 충분히 공급해 갑상선 기능을 정상으로 되돌려야 한다. 요오드는 김, 미역, 해조류 등에 많이 함유되어 있으며, 특히 파슬리에는 루테올린(Luteolin)이라는 식물내재영양소가 들어 있어 갑상선암을 예방한다.

다시 한 번 강조하지만, 건강을 유지하려면 신선한 유기농 식품을 먹고 가공식품은 먹지 말아야 한다. 그리고 집에서 요리를 해서 먹되 밖에서 먹을 수밖에 없다면 그 횟수는 일주일에 한 번 정도로 줄이는 것이 좋다. 또한 우리 몸을 건강하게 해주는 야채과일즙을 꼭 마실 것을 권한다. 야채과일즙을 먹어야 자가 치유 시스템이 작동해 장에 쌓인 독소를 내보낼 수 있다. 마지막으로 매일 깨끗한 증류수를 마셔 튼튼한 면역 체계와 자가 치유 시스템을 유지해야 한다.

가공식품은 면역력 저하의 주범이다

예전에는 가공식품이 그렇게 많지 않았으나 산업 혁명과 함께 식품 제조업자들이 머리를 쓰기 시작하면서 가공식품이 점점 늘어났다. 비용을 적게 들여 색과 맛을 내기 위해 식품 첨가물, 방부제, 색소와 같은 인공 첨가물을 식품에 더 많이 넣었다. 그러나 자연식품이 가공을 거치면 영양소가 파괴되며 나쁜 화학물질이 생성돼 건강에 좋지 않다는 점을 알아야 한다.

한 번 생각해보자! 왜 현미가 백미보다 비싼 걸까? 현미는 벼 껍질의 가장 바깥 부분만을 잘라낸 것으로 미당(米糖)과 씨눈이 그대로 남아 있다. 먹을 때 뻑뻑하고 백미처럼 부드럽지는 않지만 비타민, 미네랄, 섬유소가 많이 들어 있어서 녹말과 단백질이 조금 들어 있는 백미와는 차원이 다르다.

또한 현미에는 당, 왕겨, 씨눈, 배유(胚乳)가 들어 있으나 백미에는 배유만 들어 있다. 현미의 씨눈은 쌀의 생명으로 아미노산, 유기 탄소 화합물, 올레인산이 다량 들어 있고 왕겨에는 섬유소, 미네랄, 효소 등 식물내재영양소가 들어 있다. 따라서 흰쌀밥, 빵 대신에 오곡으로 만든 밥과 신선한 자연식품을 먹고 정제 설탕, 굵은 설탕, 기름, 소금, 옥수수 가루, 국수와 같은 가공식품 섭취를 줄여야 한다.

 가공식품이 내 몸을 망친다

트랜스 지방산의 위협

- 마가린은 식물성 기름에 수소, 크림, 단맛을 내는 성분을 넣어 만든 가공 크림이다. 즉, 수소가 천연 기름에 들어간 것이다. 트랜스 지방은 대개 식물성 기름이 수소화 공정을 거치면서 생겨난다. 이렇게 액체인 기름이 응고되면 잘 부패하지 않기 때문에 오랫동안 보존할 수 있다.
- 거의 모든 과자나 케이크와 같이 단 음식에는 가공 크림이 들어간다. 가공 크림 속 포화 지방은 우리 몸의 혈관을 막아 심장병, 중풍을 일으키는 등 건강에 치명적이다.

- 굳이 포화 지방을 먹어야 한다면 천연 포화 지방이 들어 있는 아보카도와 야자를 권한다. 그러나 아보카도에도 상당히 많은 불포화 지방이 들어 있으므로 너무 많이 먹지는 말아야 한다. 야자유는 매일 먹어도 무방하나 하루에 3큰술을 넘지 않도록 한다. 야자유는 혈관 경색을 유발하지 않으며 지방을 에너지로 전환해 지방 세포를 작아지게 만들고 체중 감량에도 효과적이다.

절인 식품의 잠재적 위험성
- 장아찌, 절인 파인애플, 말린 매실, 소이치즈(Soycheese, 콩으로 만든 치즈)와 같은 절인 식품은 맛이 좋지만 유통 기한이 정해져 있고 식용 소금이 첨가돼 나트륨 함량이 높다. 나트륨 섭취량이 많아지면 혈압이 올라가 심장과 신장에 부담을 준다는 것은 이미 알려진 사실이다.
- 소금에 절인 식품에는 아질산염도 많이 들어 있다. 아질산염은 위에서 니트로사민 등의 발암 물질로 전환돼 암 발병률을 높인다. 또한 음식을 절이고 저장하는 과정에서 비타민 B, C도 파괴돼 식품의 영양 가치가 떨어지므로 절인 식품보다는 신선한 야채와 과일을 먹는 것이 좋다.

냉온욕으로 면역력을 높이고 혈액순환을 개선하라

냉온욕은 일종의 추위를 견디는 방법으로 혈액순환 개선, 면역력과 자가 치유력 향상, 감기 예방, 신진대사 강화, 노화 방지 등 다양한 효과를 낸다.

냉온욕을 처음 할 때에는 평소 목욕법과 같은 방식으로 시작한다. 샤워 후 피부에 닿았을 때 너무 뜨겁지 않을 정도로 물을 점점 뜨겁게 하여 3분 동안 몸을 적신 후 곧바로 제일 차가운 물을 30초 동안 천천히 끼얹는다. 차가운 물을 끼얹기 전에 심호흡을 해서 심장에 무리가 가지 않게 한다. 다시 뜨거운 물 3분, 차가운 물 30초를 번갈아 끼얹는 식으로 3차례 반복한 후, 마지막에 차가운 물을 30초간 끼얹는 것으로 마무리한다.

그런데 나이가 지긋하신 분이나 너무 추운 겨울에는 뜨거운 물 대신 온수로

3분씩 온욕을 하고, 차가운 물로 마무리하다가 적응이 된 후에 뜨거운 물로 바꿔야 몸에 부담이 적다. 심장병과 중병을 앓고 있는 사람은 냉온욕을 해서는 안 되나 호전된 경우라면 증세를 살펴보고 결정한다.

냉온욕을 시작한 지 2~3일 됐을 때에는 목욕을 마치고 옷을 입으면 땀이 날 것이다. 그렇게 매일 냉온욕을 하면 날씨가 아무리 추워도 추위를 별로 느끼지 않게 된다. 여름에 시작하면 감기에 걸리지 않을 수 있어 좋다. 매일 실천하다 보면 겨울에도 익숙해진다.

식물내재영양소가 암을 고친다

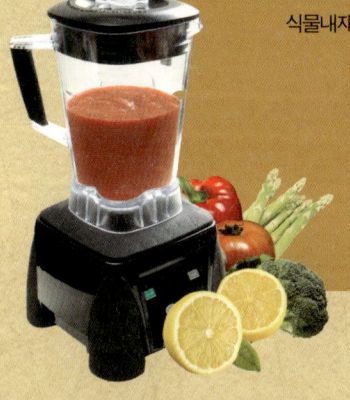

과거 영양학자에 따르면 식물내재영양소는 영양소도 미네랄도 비타민도 아니었다. 식물내재영양소가 부족해서 특정 질환이 생기거나 몸의 기능에 문제가 일어난다고 보지 않았기 때문이다. 그러나 최근 연구에 따르면 다양한 식물내재영양소가 항산화 작용을 해 활성산소를 제거하고 비타민의 기능을 돕는 것으로 나타났다. 이처럼 이전까지 별로 주목 받지 못했던 식물내재영양소가 주요 영양소로 떠오르면서 식물내재영양소는 양생과 건강 유지, 그리고 암 치료에 필수 요소가 되었다.

식물내재영양소가 암을 고친다

chapter 04

대자연의 선물, 식물내재영양소

독실한 기독교 신자인 나는 식물내재영양소를 설명하기 위해 성경 말씀을 인용한다. "내가 온 지면의 씨 맺는 모든 채소와 씨 가진 열매 맺는 모든 나무를 너희에게 주노니 너희의 먹을거리가 되리라."(창세기 1:29) 이 성경 말씀을 통해 나는 땅에 자라고 있는 여러 식물이야말로 하나님이 우리에게 주신 소중한 선물이라는 것을 깨달았다.

중국 고대의 인물들을 통해서도 장수의 비결을 찾아볼 수 있다. 중국 고대 '섭생학의 원조'인 팽조(彭祖)가 생식으로만 800살까지 살았으며, 한무제의 신하인 동방삭(東方朔) 역시 생식으로 1,400살까지 살았다는 기록이 있다. 이 기록의 진위를 가릴 수는 없지만 예전 사람들도 생식을 즐겼다는 것은 분명한 사실이다. 팽조와 동방삭처럼 야채와 과일의 두꺼운 껍질을 천천히 잘게 씹어 먹으면 식품의 영양소를 파괴하지 않고 완전하게 섭취할 수 있다. 바로 이것이 병을 예방하고 치료하며 노화를 방지하는 식물내재영양소를 얻는 방법이다.

나는 직업 특성상 건강에 관심이 많은 사람들과 교류가 잦은 편이다. 그들은 식품과 조리법을 신중히 선택하며 운동으로 몸을 단련한다. 무엇보다도 야채와 과일에 들어 있는 영양소를 70% 정도까지 짜낼 수 있는 믹서를 가지고 있다. 그러나 이러한 믹서는 성능이 2마력 정도로 약해 오히려 섬유소를 파괴한다. 그래서 야채과일즙을 마셔도 노화, 주름, 체력 감퇴, 각종 질병 등으로부터는 여전히 자유롭지 못하다.

연구 결과에 따르면 질병과 노화를 예방하는 실질적인 영양소는 야채와 과일의 섬유소와 씨에 있다. 이것이 바로 우리에게 장수와 건강이라는 선물을 안겨 줄 식물내재영양소이다. 예전의 믹서는 섬유소와 식물내재영양소를 제대로 분해하지 못했지만, 이제 기술의 발전과 함께 3마력 이상의 믹서가 나오면서 섬유소와 씨를 분해하여 영양소를 80~90%까지 끌어낼 수 있게 되었다. 드디어 식물내재영양소로써 질병까지 예방할 수 있게 된 것이다! 게다가 3마력 이상의 믹서를 이용할 경우 야채와 과일을 부드럽게 갈 수 있어서 야채과일즙의 섬유 찌꺼기가 거의 느껴지지 않을 정도이다. 이러한 섬유 찌꺼기까지 섭취해야 더 나은 건강 상태를 유지할 수 있다.

식물내재영양소란?

식물내재영양소가 이토록 중요하다면 과연 식물내재영양소란 무엇인가? 그리고 그 안에는 무엇이 들어 있으며 어떠한 효능이 있는 것일까?

식물내재영양소의 영문명은 '파이토케미컬(Phytochemical)'로, 이는 일종의 천연 화합물이자 천연 식품의 색소에 가깝다. 우리 몸은 이 물질을 자체적으로 만들어낼 수 없기 때문에 반드시 식품을 통해서 이를 흡수해야만 한다. 대두의 이소플라본, 토마토의 리코펜, 마늘의 알리신, 양배추와 브로콜리의 인돌, 녹차의 카테킨, 블루베리의 안토시안, 당근의 카로틴, 제아산틴, 아스타잔틴, 폴리페놀류 등이 모두 식물내재영양소이다.

과거 영양학자에 따르면 식물내재영양소는 영양소도 미네랄도 비타민도 아니었다. 식물내재영양소가 부족해서 특정 질환이 생기거나 몸의 기능에 문제가 일어난다고 보지 않았기 때문이다. 그러나 최근 연구에 따르면 다양한 식물내재영양소가 항산화 작용을 해서 활성 산소를 제거하고 비타민의 기능을 돕는 것으로 나타났다. 이처럼 이전까지 별로 주목 받지 못했던 식물내재영양소가 이제는 핵심 영양 공급원으로 떠오르게 된 것이다.

우리가 알고 있는 채소와 과일 속 화학 성분은 모두 식물내재영양소에 속한다. 예를 들면 녹조식물에 들어 있는 엽록소와 짙은 녹색, 붉은색, 노란색 채소와 과일에 함유된 β(베타)-카로틴, 찻잎에 들어 있는 카테킨 등이 있다. 이외에도 식물내재영양소는 현재까지 무려 4,000여 종이 밝혀졌고 그 효과 역시 끊임없이 증명되고 있다.

과일, 채소, 곡류에 들어 있는 식물내재영양소는 시안(cyan)을 함유하고 있다. 이 성분은 정상 세포가 암세포로 바뀌는 것을 막는 등 면역력을 강화하고 항산화 작용을 한다. 또한 시안은 식물성 호르몬과 협력하여 발암 물질의 증식을 최소화해 암세포의 성장을 억제한다. 이외에도 시안은 정상 세포의 분해를 유도하고 혈관 증식을 억제하며 세포 대사를 촉진하는 등 다양한 효능이 있다.

식물내재영양소는 구조에 따라 플라보노이드, 카로티노이드, 황화물, 피토스테롤, 사포닌 등으로 분류되며 활성도에 따라 항산화물, 식물성 에스트로겐, 아프로티닌으로 나뉜다.

만성 퇴행성 질환은 산화 작용과 관련이 있기 때문에 항산화물은 특히 더 중요하다. 항산화물은 몸속에서 요산, 글루타티온, 알파리포산, 멜라토닌 등 내인성 항산화물로 합성될 수 있는데 반드시 식물에서 천연 항산화물을 얻어야 한다. 그중 비타민 C, E, 아연, 구리, 망간, 셀레늄, 철, β-카로틴 등이 항산화물이며 이들의 주요 성분이 바로 식물내재영양소이다.

식물내재영양소가 암을 예방한다

의학 기술이 더 발전해 기존 영양소 외에 다른 항산화제와 그 효능을 발견한다면 이는 암, 심장병, 당뇨병 등 각종 질병으로 고통 받는 인류에게 가장 의미 있는 선물이 될 것이다. 그리고 식물내재영양소는 그 첫 번째 신호탄이다. 식물내재영양소는 정식 영양소는 아니지만 과학적으로 항암 효과가 밝혀졌다.

국내외 많은 영양학·의학 전문가들도 21세기의 새로운 비타민은 암과 만성질환 예방에 탁월한 효능이 있는 식물내재영양소가 될 것이라고 내다보고 있다.

대다수의 환자는 의사가 조제한 약을 복용하거나 비타민을 챙겨 먹는다. 그러나 이는 단지 증상을 완화하는 것일 뿐 근본적으로 병을 치료하지는 못한다. 물론 아직 병의 원인을 찾지 못했다면 지속적으로 약을 먹고 병세가 악화되는 것을 막아야 한다.

환자들은 나와의 대화를 통해 병의 원인을 알게 되었고 식습관을 바꾸는 것이 얼마나 중요한지 깨닫게 되었다. 내가 제안한 대로 다양한 채소와 과일을 많이 먹고 3마력 이상의 믹서에 야채와 과일을 갈아 4~8개월 동안 하루에 4~6잔씩 마신 결과 증세가 눈에 띄게 나아졌으며 지금도 건강한 삶을 살고 있다.

과연 그 이유는 무엇일까? 그것은 바로 3마력 이상의 믹서로 야채과일즙을 만들어 먹으면 야채, 과일 껍질, 그리고 씨에 들어 있는 식물내재영양소를 잘게 분해해 우리 몸이 그 영양소를 온전히 공급 받을 수 있기 때문이다.

우리는 식물내재영양소와 건강 간의 관계를 정확하게 이해해야 한다. 하나님이 수천 종에 달하는 채소와 과일 등 온갖 식물을 필요에 따라 창조하셨기 때문에 한 가지만 먹어서는 안 된다. 식물의 종류마다 식물내재영양소가 다르므로 식물을 다양하게 섭취해야 하는 것이다. 그래야 우리 몸이 균형을 이뤄 면역 체계와 자가 치유 시스템이 몸을 보호할 수 있으며 이를 통해 심장병, 고혈압, 당뇨병, 암 등 심각한 질병을 조기에 예방할 수 있다.

당신이 버리고 있는 최상의 천연 치료제

식물내재영양소는 우리가 잘 먹지 않는 채소와 과일의 껍질, 과일의 내과피와 씨 등에 들어 있다. 예를 들어 보통 콜리플라워는 가장 딱딱한 줄기를 잘라내고 영양소가 들어 있는 꽃을 먹는데, 바로 이 줄기에 항암 성분이 함유된 식물내재영양소가 들어 있다. 이처럼 우리는 그동안 면역 체계와 자가 치유 시스템을 강화하는 가장 중요한 부분인 식물내재영양소를 버려왔던 것이다.

사과도 마찬가지다. 사과의 식물내재영양소는 껍질, 내과피(열매의 가장 안쪽 씨를 싸고 있는 층), 씨 속에 있는데 알맹이만 먹고 핵심 영양소가 들어 있는 껍

질, 내과피, 씨는 모두 버린다. 결국 과육을 아무리
많이 먹어도 과일에 들어 있는 영양소를 온전히 섭
취할 수 없었다. 물론 씨나 내과피가 씹기 어렵
다는 사람도 있다. 껍질 역시 40여 번 씹어도 삼
킬 수 있을까 말까 한데 내과피에 씨까지 씹어
먹으라니.

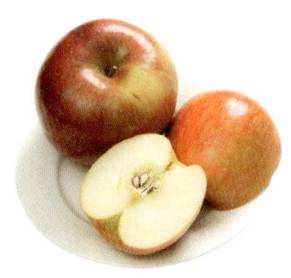

식물내재영양소는 야채와 과일의 껍
질, 과일의 내과피와 씨에 들어 있다.

　하지만 씨나 내과피는 믹서를 사용하면 쉽게 먹을 수 있다. 3마력에 달하는 믹
서를 사용하면 채소와 과일의 세포막을 순간적으로 분해하기 때문에 씨나 내과

식물내재영양소의 효능

식물내재영양소	주요 채소 공급원	효과
알릴설파이드 (Allyl Sulfides)	양파, 마늘, 부추	콜레스테롤 저하, 동맥 비대 및 경화 방지, 심장병 예방
인돌 (Indoles)	십자화과 채소, 브로콜리, 양배추, 콜리플라워, 꽃양배추	유방암세포 증식 억제, 암세포 분열과 생장 저해, 암세포 제거 단백질 분비 촉진
이소플라본 (Isoflavones)	콩류, 노란 콩, 팥, 제비콩(편두), 십자화과 채소	항산화 작용, 콜레스테롤의 침착 예방, 동맥경화증 발병률 저하, 모세혈관 증식 억제
이소티오시안산 (Isothiocyanates)	십자화과 채소, 과일 씨, 발아콩, 씨	혈액응고와 색전증 예방, 기침 억제, 충치 예방
페놀산 (Phenolic acids)	토마토, 당근, 감귤류, 딸기류	강력한 천연 항산화제, 활성 산소 제거
폴리페놀류 (Polyphenols)	녹차, 포도, 딸기류, 석류	항산화 작용, 활성 산소 제거, 기력 쇠약 개선
사포닌 (Saponins)	콩류, 콩꼬투리	암세포 증식 억제
테르펜 (Terpenes)	호두, 감귤 껍질, 인삼	심혈관 질환과 암 예방, 허약 체질 개선
다당류 (Polysaccharides)	비파열매, 씨, 버섯류, 오곡, 구기자	노화 방지, 활성 산소 제거, 암 예방

피를 갈아도 부드러우며 영양도 만점이다.

껍질, 내과피, 씨를 먹기 꺼려 하는 독자에게 3마력 이상의 믹서를 권한다. 이 같은 믹서로 다양한 야채과일즙을 갈아 마시면 가족 모두가 건강해질 수 있다.

과일 속의 독이 내 몸을 살린다

식물내재영양소는 바로 야채와 과일의 껍질과 씨에 들어 있는데도 씹기 불편해서, 잘 몰라서, 또는 맛이 없다는 이유로 껍질과 씨는 홀대를 받아왔다. 이 부분을 버리는 것은 어쩌면 우리의 생명을 구해줄 수 있는 명약을 버리는 것과 같다. 과육 속 섬유소와 씨에는 안토시아닌이라는 결합형 시안화물, 바로 식물내재영양소가 들어 있기 때문이다.

그러나 이 시안화물은 맹독성 화학 물질이다. 갑자기 무슨 소리인가 싶을 것이다. 과일에 독이 있다는 말도 생소한데 독을 먹으라니. 그러나 맹독성인 시안화물은 생명을 구해줄 수 있다! 시안화물은 맹독성 화학 물질로 조금만 먹어도 치명적이지만 결합형 시안화물은 다르다. 결합형 시안화물은 독성이 약하기 때문에 세균, 곰팡이, 바이러스를 제거하면서도 정상 세포는 해치지 않는다.

이제 여러분은 신선한 야채와 과일에 치료 효과가 있다는 것을 알게 되었을 것이다. 또한 무조건 야채와 과일을 많이 먹는다고 그 효과를 온전히 볼 수 없다는 사실도 이해하였을 것이다. 식물내재영양소뿐 아니라 각종 비타민, 효소, 영양소가 조리 과정에서 소실되기 때문에 채소와 과일의 껍질을 버리지 말고 과일은 씨까지 모두 갈아서 먹어야 한다. 하루에 최소한 4~6컵(환자는 8컵)의 야채과일즙을 마시면 면역 체계와 자가 치유 시스템이 튼튼해진다. 또한 암, 만성 질환, 노화를 예방하고 더 나아가 몸에 쌓여 있는 독소를 제거하고 산성화된 몸을 중성화하는 등 현대인의 근본적인 건강 문제까지 해결할 수 있다.

나는 1995년 이전에는 2마력의 믹서를 이용해 하루 4~6컵의 야채과일즙을 마셨고, 그 후로는 병을 앓지 않게 되었다. 하지만 2000년에 들어 3마력의 믹서가 나오면서 식물내재영양소까지 섭취하자 사람들은 내가 더 젊어지고 주름도 많이 없어졌다고 했다. 식물내재영양소가 건강은 물론 젊음을 되찾아준 것이다.

자연양생법을 실천하기 위해 야채와 과일의 비율을 2:1로 해서, 아침에 2컵(1컵에 250cc), 점심식사 1시간 전에 1컵, 저녁식사 1시간 전에 1컵을 마셨고, 업무가 많을 때는 오후에 2컵을 더 마셨다. 여러분도 3마력의 믹서를 구매해 더 많은 식물내재영양소를 섭취하여야 한다.

3마력 이상의 믹서가 식물내재영양소를 뽑아낸다

많은 사람이 영양소가 풍부한 야채과일즙을 먹는다고 당근 5~6개를 믹서에 갈아 마신다. 그런데 오히려 가장 중요한 섬유소는 쓰레기처럼 버려진다. 일부 사람들만이 당근 찌꺼기를 빵가루와 섞어 케이크나 과자로 만들어 먹는다. 하지만 당근 찌꺼기에 들어 있는 식물내재영양소는 고온으로 조리되는 과정에서 파괴되거나 물에 씻겨 버려진다.

3마력 이상의 믹서를 사용하면 섬유소까지 모두 부드럽게 먹을 수 있다. 일반적인 믹서에는 모터가 1~2개 있는데 이러한 믹서는 과일의 껍질과 씨, 채소의 줄기를 완전히 갈지 못한다. 따라서 되도록 3마력 이상의 믹서를 써야 한다. 그래야만 야채와 과일이 제대로 갈리면서 식물내재영양소를 80~90%까

믹서가 3마력 이상이어야 식물내재영양소를 더 많이 섭취할 수 있다.

지 뽑아낼 수 있다. 야채과일즙을 마실 때는 술을 마시듯이 단숨에 마시지 말고 한 모금씩 천천히 씹어가며 마시도록 한다.

강조하건대 믹서의 중요성을 간과해서는 안 된다. 또한 야채와 과일의 치료 효과를 결코 무시해서는 안 된다. 이 두 가지를 확실히 인식하고 매일 식사 1시간 전에 야채과일즙 1~2컵씩, 총 4~6컵을 마시면 당신도 젊음과 건강을 모두 거머쥘 수 있을 것이다.

식물내재영양소 함유식품 17가지 대공개

마늘 – 하루에 마늘 3개면 직장암에서 해방된다

마늘은 그 항암 효과가 널리 알려지면서 식탁 위에 자주 올라오게 되었고, 세계적으로 약재로도 널리 쓰이고 있다. 마늘에는 카로티노이드, 글루타티온 같은 물질이 들어 있어 항암 효과가 뛰어나기 때문이다. 또한 미국 북캘리포니아대학의 연구에 따르면 마늘을 자주 먹으면 직장암을 예방할 수 있다.

그렇다면 하루에 마늘을 얼마나 먹어야 암을 예방할 수 있을까? 타이완산쥔(台灣三軍) 종합병원의 연구 결과, 몸무게 1kg당 하루에 0.125g을 섭취해야 직장암을 예방할 수 있는 것으로 나타났다. 몸무게가 80kg인 사람은 하루에 마늘 3~4개(10g)를 먹어야 한다는 계산이 나온다. 마늘을 너무 많이 먹으면 빈혈, 정자 생성 억제,

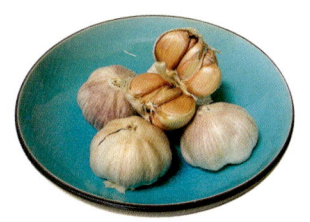

마늘을 매일 먹으면 암을 예방할 수 있다.

간 기능 저해, 체중 감소, 성장 저하 등의 증상이 나타날 수 있기 때문에 적당히 섭취해야 한다.

미국 아이오와 여성센터는 매일 마늘을 먹는 사람의 장암 발병률이 일반인보다 30%나 낮다고 밝혔는데, 이는 마늘의 핵심 성분인 카로티노이드가 암세포가 생기는 것을 막기 때문이다. 또한 마늘에 들어 있는 글루타티온은 대식 세포, 도움 T세포, 조절 T세포와 인터류킨의 활동을 자극하기 때문에 장암, 위암, 유방암, 전립선암의 발병률이 크게 낮아진다. 그리고 마늘에는 혈액 오염 물질을 제거하는 쿠마딘이 들어 있어 피를 맑게 한다.

마늘의 항암 효과는 여기서 끝이 아니다. 마늘에 들어 있는 황화알릴, 디아릴 디설파이드 등 식물내재영양소가 발암 물질인 헤테로사이클릭아민과 다환 방향족 탄화수소가 생성되는 것을 막아준다. 이 발암 물질들은 구운 고기, 특히 고온에서 구운 고기에서 많이 발생하지만 마늘과 고기를 같이 먹으면 발암 가능성을 낮출 수 있다.

연구 결과에 따르면 마늘의 알리신 성분은 살균 작용을 하며 콜레스테롤의 합성을 막아준다. 또한 알리신은 혈소판의 점도를 떨어뜨려 혈소판이 혈관 벽에 붙는 것을 방지해 동맥 경화를 예방하고 심장을 보호한다.

마늘에는 유황과 각종 활성 성분도 있다. 옛날 사람들은 상처가 나면 마늘즙으로 소독했는데 그들 역시 마늘이 곰팡이, 세균, 기생충 등을 없애는 데 효과적이라는 사실을 알고 있었던 것이다.

🖐 **여기서 잠깐!**

매운맛 때문에 마늘을 잘 먹지 못하는 사람은 마늘을 빻아서 채소나 육류를 조리할 때 같이 넣으면 매운맛을 없앨 수 있다. 그러나 오래 가열하면 알리신의 약효가 사라지기 때문에 조리 시간은 15분을 넘기지 말아야 한다. 참고로 마늘을 먹고 고수나 파슬리를 씹어 먹으면 마늘 특유의 아린 맛이 가실 것이다.

심황과 생강 – 하루 생강즙 한 컵으로 암도 예방하고 건강해질 수 있다

심황(울금)에는 커큐민이라는 효능이 탁월한 식물내재영양소가 들어 있어 관절염, 세포 염증, 그리고 암을 유발하는 염증 효소인 콕스(COX)-2의 활동을 억제한다. 심황은 암세포의

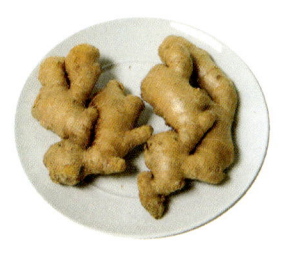

생강은 혈액 순환을 돕고 내장 기관의 기능을 활발하게 한다.

전신(前身)인 비정상 세포의 자기 파괴(Apoptosis)를 도우며 혈관 증식을 예방해 궁극적으로는 암세포의 증식을 막는다. 또한 심황은 혈소판이 응집되는 것을 방지하고 중풍을 예방한다.

일반 생강도 심황과 같은 효능이 있는데 왜 많은 연구에서 생강보다 심황의 효능을 더 강조할까? 그 이유는 커큐민에 있다. 심황은 생강보다 커큐민 함유량이 훨씬 많은데 커큐민은 항산화, 항종양 등의 작용을 한다.

생강과(科) 식물에 속하는 생강은 뿌리줄기 부분이 주로 향신료로 쓰인다. 생강은 약으로도 쓰이는데 항균 및 종양 억제 효과를 내는 진저롤, 구토 억제에 좋은 쇼가올, 생강의 향기 공급원인 휘발유류, 그리고 사프롤과 녹말 등의 성분이 들어 있다.

생강의 매운 성분인 진저롤은 식물내재영양소로서 혈액 순환과 내장 기관의 활동을 돕는다. 다소 자극적이어서 먹으면 땀도 나고 식욕도 생긴다. 또한 진저롤은 연구 결과 혈압을 떨어뜨리고 심혈관 질환을 완화시키는 효과가 있는 것으로 나타났다.

이외에도 차멀미와 뱃멀미, 소화 불량, 편두통 완화에 이르기까지 생강의 효능은 다양하다. 고대 로마인들도 허리에 생강 한 꾸러미를 달고 행군했을 정도

로 인기가 많은 식품이었다.

매일 야채과일즙이나 국 또는 밥에, 깨끗이 씻어서 껍질째 갈아낸 생강즙 한 컵을 넣어서 먹는다. 생강즙은 염증을 가라앉히고 위도 튼튼하게 한다. 또한 생강즙은 콜레스테롤 수치를 떨어뜨리고 혈액 순환을 도울 뿐 아니라 암 발병률도 낮춘다.

✋ **여기서 잠깐!**

일본의 장수 식품점에서 파는 식초는 단순한 식초가 아니다. 그 안에는 살균, 소화 촉진 등의 효능을 지닌 생강이 들어 있다. 식초 생강즙은 맛이 개운해 식욕을 돋운다.
식초 생강즙를 만들려면 생강 껍질을 벗기고 얇게 썰어 뜨거운 물에 넣고 끓여서 뜨거울 때 유기농 사과 식초에 넣는다. 그리고 잠시 후 감초 가루, 해염을 섞은 감초즙을 넣으면 식초 생강즙이 완성된다. 아니면, 생강이 담긴 감초즙을 뜨거운 물에 타서 먹어도 된다. 식초는 정력 증강과 피로 해소, 식욕 증진, 그리고 고혈압과 노화 예방에 좋다.

살구와 아몬드 – 살구와 아몬드는 최고의 천연 항암제다

살구는 항암 효과가 있다는 사실이 밝혀지면서 주가가 높아진 과일이다. 신선한 살구에는 구리, 철, 칼륨, 비타민, β-카로틴이 다량 들어 있으며 햇볕에 말리면 영양 가치가 더 높아진다. 살구는 망고 다음으로 비타민 A가 많은데, 비타민 A는 상피 세포를 회복시키고 항암 작용을 한다. 또한 살구에는 가장 훌륭한 천연 항암제인 비타민 B_{17}이 많이 들어 있으며, 아미그달린이라는 성분 역시 항암 작용을 한다.

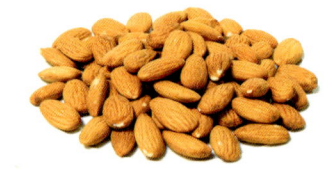

아몬드 속 식물내재영양소의 항암 효과가 탁월한 것으로 밝혀졌다.

살구뿐 아니라 아몬드도 탁월한 항암 효과가 있다. 수천 년 전부터 중국에서는 아몬드를 약재로 썼다. 이시진의 《본초강목》에 "아몬드는 성질과 맛이 약간 쓰고 독성이 있으며 폐와 대장에 들어가면 기침을 멈추게 하며 장의 열기를 가라앉혀 배변에 도움이 된다"는 기록이 있다. 남북조의 《제민요술 齊民要術》에도 아몬드와 쌀을 섞어 만든 죽에 대한 기록이 있으며 청대의 《양신수필 養身隋筆》에는 다음과 같은 기록이 있다. "아몬드는 껍질을 벗기고 물을 넣어 갈아서 거른 후 죽을 끓이고 사탕을 소량 넣는다." 이렇게 아몬드를 먹으면 장암으로 인한 출혈을 막을 수 있다. 건강한 사람과 암 환자 모두 신선한 살구, 아몬드, 햇볕에 말린 살구, 아몬드 죽을 먹으면 좋다.

미국의 학자도 아몬드와 살구씨에 아미그달린, 비타민 B_{17} 등 식물내재영양소가 들어 있어 암을 예방하고 치료한다는 사실을 증명했다. 사과, 앵두, 복숭아, 배의 씨, 좁쌀, 메밀, 제비콩, 병아리콩에도 항암 작용을 하는 비타민 B_{17}이 들어 있다.

일반적으로 아몬드는 생산지에 따라 스위트 아몬드와 비터 아몬드로 나뉜다. 스위트 아몬드(sweet almond)는 감인종(甘仁種)이며 약재로는 잘 쓰지 않는다. 비터 아몬드는(bitter almond)는 맛이 써서 고인종(苦仁種)으로 분류되며 중의학에서 말하는 아몬드가 이 비터 아몬드로 약효가 좋다.

아몬드에는 비타민 E, 단당 불포화 지방산, 칼슘, 마그네슘, 아연, 칼륨 등 다양한 영양소가 들어 있는데 이중 가장 중요한 성분은 비타민 E로 항암 및 항산화 작용을 하며 노화를 예방한다. 견과류 중에는 아몬드가 비타민 E 함량이 가장 많다. 아몬드는 다른 견과류보다 비타민 E가 10배 이상 많은데 하루에 아몬드 50g(약 35알)이면 일일 비타민 E 필요량을 충족시킬 수 있다.

견과류에는 지방이 많은데 이 때문에 아몬드를 많이 먹는 것이 꺼려질 수도 있다. 하지만 아몬드 속 지방은 거의 불포화 지방산으로서 몸에 부담이 안 된다. 오히려 콜레스테롤을 제거해 동맥 경화를 예방한다. 또한 아몬드의 풍부한 칼슘과 마그네슘은 뼈를 튼튼하게 하고 비타민 B₂, B₃가 풍부해 심신을 안정시킨다.

여기서 잠깐!

아몬드에 포함된 지용성 비타민인 비타민 E에는 지방이 들어 있지만 신선도가 떨어지면 쉽게 산화한다. 따라서 아몬드 속 비타민 E의 효능을 제대로 맛보려면 보관을 잘 해야 하는데, 그 방법은 아몬드의 껍질을 벗기지 않는 것이다. 이렇게 하면 산화 속도를 늦출 수 있다.

시중에서 판매하는 것은 껍질이 벗겨진 아몬드이므로 밀봉된 아몬드를 구입해 신선할 때 먹도록 한다.

토마토 – 리코펜은 가장 유명한 항산화 성분이자 항암 물질이다

토마토는 가짓과(科)로 모양이 감과 비슷하여 중국에서는 '서양 감'이라고 불리기도 한다. 유럽에서는 "토마토가 붉어지면 의사는 파래진다"고 하여 의사의 얼굴이 파랗게 질릴 만큼 좋은 토마토의 효능을 오래전부터 알고 있었다.

최근 토마토는 건강식품으로 재조명되고 있는데 그 이유는 바로 항산화 성분인 리코펜이 들어 있기 때문이다. 리코펜은 세포를 손상시키지 않으며 이미 손상된 세포를 재생시키는 등 항암 작용을 한다. 1995년에 하버드 대학의 실험 결과 일주일 동안 토마토 2,400cc를 먹은 남성의 전립선암 발병률이 토마토를 섭취하지 않은 사람보다 35%나 낮은 것으로 나타났다.

또한 리코펜은 유방암, 폐암, 자궁암 등에 걸렸을 때 암세포가 커지는 것을 막는다. 신선한 토마토에는 리코펜을 포함해 식물내재영양소 380여 종이 들어 있다. 그중 글루타티온은 독소를 배출해 세포가 파괴되는 것을 예방한다. 카로티노이드 성분의 일종인 리코펜은 면역계와 자연 살해 세포의 기능이 제대로 작용할 수 있도록 도우며 심장병, 유방암, 난소암, 자궁경부암, 전립선암, 폐암,

방광암의 발병률을 낮춘다.

또한 토마토의 α-카로틴과 β-카로틴은 면역력을 높이고 시력 감퇴와 망막의 산화를 예방한다. 신선한 토마토에는 비타민이 많이 들어 있는데 비타민 C와 E는 활성 산소가 세포를 파괴하는 것을 막아주고 심장병을 예방하며 노화를 늦춘다.

🖐 **여기서 잠깐!**

토마토는 날것으로 먹을 때보다 살짝 삶았을 때 그 효과가 배가된다. 삶을 때 기름(올리브유, 야자유)을 약간 넣으면 리코펜을 더 많이 얻을 수 있으며 몸에 더 빨리 흡수된다.

당근 – 490여 종의 식물내재영양소가 들어 있어 매일 먹어도 무해백익(無害百益)!

홍당무라고도 알려진 당근의 원산지는 유럽 온대 지방, 북아프리카와 서아시아 지방이다. 원나라 때 서역을 거쳐 중국에 들어왔을 때 생김새가 무와 닮아서 '붉은 무(홍당무)'라고 불리게 되었다.

당근에는 식물내재영양소가 490여 종이나 들어 있다. 하나의 식물에 이토록 많은 영양소가 들어 있기 때문에 당근은 인삼과 진배없다. 그 효능을 하나하나 살펴보면, 우선 당근의 β-카로틴은 면역계가 정상적으로 작동할 수 있도록 도우며 건강한 세포의 생장을 촉진한다. 또한 활성 산소가 세포막을 파괴하는 것을 예방하며 DNA가 돌연변이를 일으키는 것도 막아준다. 이외에도 β-카로틴은 암 발병률을 낮추고 지방의 산화를 예방하며 나쁜 콜레스테롤도 줄여준다.

당근 속 글루타티온은 산화되었거나 이미 사용되었던 항산화 비타민 E를 재생하여 활성 산소를 제거한다. 또한 글루타티

이시진의 《본초강목》에 "당근은 오장에 좋기 때문에 매일 먹어도 무해백익(無害百益)"이란 기록이 있다.

온은 독소를 내보낸다. 이렇게 세포 속 독소를 내보내면 암을 예방할 수 있으며, 간 수치도 낮아져 간 기능이 정상으로 돌아온다.

당근에 들어 있는 칼슘은 혈관을 수축시키며 칼륨은 심장 박동을 일정하게 유지시켜준다. 그리고 비타민 A는 야맹증을 치료하고 가래, 기침을 없애주며 고혈압에도 효과가 있다.

✋ **여기서 잠깐!**

당근에 들어 있는 β-카로틴은 몸속에서 비타민 A로 전환되기 때문에 매일 20분씩 햇볕을 쬐면 비타민 A의 일일 필요량을 충분히 만족시킬 수 있다.

근대뿌리 – 친환경 식품계의 떠오르는 초특급 스타

근대뿌리(Beet root)는 최근 크게 각광 받고 있는 식품이다. 그러나 근대뿌리를 본 적도 없는 사람이 대부분이니 먹어본 사람이 있을지는 물어보나 마나다. 근대뿌리는 뿌리줄기류에 속하며 그 속은 붉은 자줏빛을 띠고 즙이 많이 나오며 맛이 달다. 씹을 때는 무르면서도 말랑말랑한 느낌이 난다.

오래전부터 유럽인과 약초 치료사들은 근대뿌리를 중국의 영지(靈芝)만큼 소중히 여겼다. 유럽에서는 근대뿌리를 설탕으로 만들어 사용했는데 지금도 중국 북쪽 지방에서는 근대뿌리를 대량 재배해 설탕으로 만들고 있다.

근대뿌리에는 칼륨, 인, 나트륨, 철, 마그네슘, 비타민 A, B, C, 비오틴(Biotin)이 풍부하다. 특히 비오틴은 인슐린의 분비를 촉진하고 포도당을 분해해 소화를 돕는다.

근대뿌리 속 베타인(Betaine)은 담즙의 분비를 촉진하고 막힌 간 혈관을 풀어주며 아연 효소는 지방간을 치료한다. 근대뿌리에는 디메틸글리신도 들어 있는

데 이는 혈관 경화증과 심장병을 예방하며 우울증 치료에 효과적이다.

또한 근대뿌리에는 비타민 B$_{12}$와 양질의 철분이 들어 있어 여성과 채식주의자의 혈액 보충에 가장 좋다. 또한 천연 종합 비타민인 근대뿌리는 감기로 열이 나거나 몸이 허약할 때 먹으면 소화를 촉진하고 영양을 보충해준다.

🖐 여기서 잠깐!

근대뿌리는 피를 만들어내는 효과가 있을 뿐 아니라 피의 순환과 정화에도 관여한다. 식사 전에 근대뿌리 즙 반 컵을 마시면 쓸개에 생긴 결석도 치료할 수 있다. 간에 물이 차면 근대뿌리를 더 많이 먹어야 한다. 식사 전에 즙으로(250cc) 하루에 1.8~2.2kg을 먹는다.

무더위에 피곤해지기 쉬운 여름에는 근대뿌리를 먹으면 몸 상태를 아주 쉽게 회복할 수 있다. 잘게 빻은 마늘, 아무것도 첨가하지 않은 채 물에 끓인 근대뿌리, 닭고기를 함께 먹으면 된다. 근대뿌리에 많이 함유된 엽산과 닭고기에 많이 함유된 비타민 B, 그리고 몸을 보호해주는 마늘이 허약해진 직장인의 원기를 되찾아줄 것이다.

아스파라거스 - 엽산이 임신부와 태아의 건강을 책임진다

아스파라거스의 원산지는 남유럽과 서아시아이다. 2,000년 전에는 그리스인이 귀하게 여긴 약재였고, 17세기 프랑스 왕실에서는 귀빈에게 대접했던 음식이다.

아스파라거스에는 엽산과 비타민, 칼륨 등의 영양소가 들어 있다. 특히 신선하고 부드러운 녹색의 아스파라거스 줄기에는 엽산이 다량 들어 있다. 아스파라거스 5대에는 엽산 110㎍(1㎍은 100만분의 1그램)이 들어 있는데 이는 우리 몸이 하루에 필요로 하는 양의 20%이다.

임신 3개월 전에는 아스파라거스, 토마토, 당근 등 엽산이 풍부한 식품을 먹으면 좋다. 엽산은 유산을 예방하고, 태아의 뼈가 정상적으로 자라지 않아 기형이 되는 것을 막아주기 때문이다. 또한 엽산은 선천성 신경관 결손을 예방하는

데도 효과가 있다.

아스파라거스에는 비타민 A, C, E도 들어 있어 어린이의 근시를 예방한다. 이외에도 심장에 좋으며 특히 폐암, 피부암, 방광암, 전립선암, 림프암 치료에 효과적이다.

아스파라거스는 특히 칼륨을 많이 함유하고 있어 혈액 순환과 배뇨 기능을 개선하고, 글루타티온은 독소를 내보내 세포를 청소하는 데 효과적이어서 강력한 천연 항암제로서 손색이 없다.

셀러리 – 최고의 천연 고혈압 치료제

셀러리는 습한 지역에서 자라는 식용 식물로서 스웨덴, 알제리, 나이지리아에 이르기까지 기후를 가리지 않고 재배된다.

셀러리가 건강에 좋다는 것은 두말할 필요가 없다. 셀러리는 칼슘을 보충해 주고 산성 물질을 중화하며 피를 맑게 하는 것은 기본이고, 심장 박동을 일정하게 유지해준다. 또한 좌골 신경, 류머티즘, 통풍(痛風)의 통증을 완화하고, 히스타민(생리작용 조절 및 신경 전달을 담당하는 호르몬)으로 인한 예민한 기분을 안정시킨다.

셀러리의 영양소는 뇌와 신경도 보호한다. 셀러리 속 엽산은 태아의 척수가 교차되는 것을 예방하며 혈관 경화도 방지한다. 항산화 작용을 하는 비타민 C는 활성 산소가 세포를 파괴하는 것을 막는다.

β-카로틴에 속하는 카로티노이드는 면역계를 강화하고 폐암, 유방암, 췌장암, 전립선암을 예방한다. β-카로틴은 햇볕에 노출되면 비타민 A로 전환되어 시력 유지에 좋으며 DNA의 돌연변이를 예방한다.

무엇보다도 셀러리 속 글루타티온은 독소를 내보내 암을 예방한다. 또 다른 식물내재영양소 아피제닌은 혈관을 확장해 혈압을 낮춘다.

 여기서 잠깐!

한 달 동안 매일 셀러리즙 8컵을 마시면 고혈압 수치가 정상으로 돌아갈 것이다. 생강, 후추와 함께 먹으면 빈혈을 예방할 수 있다.

블루베리 – 「타임」지가 선정한 슈퍼 푸드

블루베리의 원산지는 북미 대륙이다. 처음에는 미국 북부와 캐나다에서 생산되었고 이후 유럽으로 확대되었으며 현재 중국에서도 재배되고 있다.

블루베리는 항산화 지수가 높은 과일이다. 항산화 지수가 높을수록 활성 산소를 파괴할 수 있는 힘이 더 크다. 그리고 블루베리에는 레스베라트롤이라는 물질이 들어 있어 심혈관 등 심장 건강에 좋다. 레스베라트롤과 비타민 C는 노인 치매 예방에 효과적이다.

또한 블루베리에는 엘라그산이 풍부한데 엘라그산에 들어 있는 식물내재영양소인 안토시아닌은 심장병과 혈관의 산화를 예방한다. 블루베리에 들어 있는 플라보노이드는 활성 산소가 뇌세포를 파괴하는 것을 막아주며, 타닌산은 요도염을 예방한다.

미국 농림부의 연구에 따르면 블루베리는 암을 예방하고 노화를 늦추며 특히 기억력 감퇴와 운동신경 저하를 막는 효과가 있다. 이러한 이유로 2002년 1월 21일자 「타임(Time)」지에서는 블루베리를 '현대인에게 가장 좋은 10대 영양 식품' 중 하나로 선정했다.

블루베리가 제철일 때 매일 반 컵 정도 먹으면 기억력과 시력이 좋아진다. 블루베리는 남성에게 좋은 과일로 간식으로 큰 쟁반에 담아 매일 먹어도 좋다.
고온 건조한 날씨에는 블루베리의 양기(陽氣)가 빠져나가기 때문에 말린 블루베리를 너무 많이 먹거나 가공된 즙을 먹으면 마른기침이 나온다.

체리 – 철분 함유량은 단연 으뜸이다

체리는 씨가 있는 장미과 과일로 어디서나 재배된다. 일부 품종만 북아메리카와 흑해 지역에서 생산된다. 중국에서는 3,000년 전부터 재배됐다.

체리에는 엘라그산, 철분, 비타민 C, E 등이 다른 과일과 마찬가지로 영양소가 매우 풍부하다. 그중 가장 중요한 엘라그산이라는 활성 물질은 발암 물질을 모두 없애버려 암을 원천봉쇄할 수 있다. 엘라그산은 딸기, 포도에도 많이 들어 있다. 특히 체리의 철분 함유량은 과일 중 으뜸으로 철분 보충에 가장 좋은 과일이다. 100g당 철분 6mg이 들어 있어 사과, 오렌지(귤), 배보다 20배나 많다.

체리에는 비타민 C, E가 풍부해 활성 산소가 세포를 파괴하는 것을 방지하며 심장병, 파킨슨씨병, 암을 예방한다. 체리의 레스베라트롤은 장수 효소를 활성화해 수명을 연장하며, 페릴릴 알코올은 종양을 분해한다. 체리 속 안토시아닌은 염증이 생기지 않도록 하며 노화를 예방하고, 멜라토닌은 눈의 피로를 해소하고 세포를 재생하여 수면에 도움이 된다.

체리씨에는 시안화물과 안토시아닌 외에도 맹독성의 식물내재영양소인 청산(靑酸)도 들어 있는데 소량의 청산은 가슴 통증과 위 질환을 완화하고 장속 기생충을 제거한다.

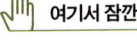 여기서 잠깐!

체리는 통풍 치료에 좋다. 매일 큰 그릇에 체리(60알 정도)를 담아 활성수 8컵과 함께 먹는다. 그러면 활성수의 미네랄이 세포 구석구석까지 다니며 에너지를 공급해준다. 약 일주일에서 열흘 동안 마시면 통풍이 나아진 것을 확인할 수 있다. 체리가 없을 경우 레몬 4개, 물 2리터로 레몬즙을 만들어 마셔도 된다.

딸기 – 암세포와 싸워 이긴 식물내재영양소

딸기의 원산지는 남미이지만 현재는 세계 각지에서 재배된다. 이처럼 딸기는 대중화된 과일로 어디에서든지 제철에 먹을 수 있으며 신선할 때 먹어야 청량하고 갈증도 해소된다.

딸기에는 천연 단백질, 비타민, 사과산, 구연산 등 다양한 영양소가 들어 있어 그 효능 또한 다양하다. 딸기는 골다공증을 예방하고 피를 맑게 하며 배뇨를 좋게 하는 효과가 있다. 또한 딸기씨에는 수면 호르몬이 들어 있어 수면을 도울 뿐 아니라 불면증도 치료한다.

딸기에는 특히 비타민 C가 많이 들어 있어 활성 산소로부터 우리 몸을 보호하며 강하게 내리쬐는 자외선으로부터 피부를 보호해준다. 딸기의 엽산과 비타민 K는 혈관을 막는 호모시스테인 덩어리를 분해해 중풍과 심장병을 예방한다.

그뿐 아니라 딸기에 들어 있는 비타민 K, 칼슘, 마그네슘은 골 밀도를 높여주며 암세포를 죽이는 중요한 식물내재영양소인 딸기의 엘라그산은 세포의 돌연변이를 예방하고 독소를 분해해 식도암 치료에 효과적이다.

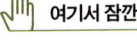 여기서 잠깐!

딸기는 수분이 많고 껍질이 앏아서 보관이 어렵다. 잘못하면 쉽게 물러지거나 먹을 수 없을 정도로 부패한다. 따라서 표면이 동그랗고 선홍빛을 띠는 것을 골라야 한다.

구기자 - 구기자로 젊음을 되찾고 장수할 수 있다

구기자는 구기나무의 과실로 딸기류에 속한다. 표면이 붉고 윤기가 나며 맛이 포도처럼 단 구기자에는 다양한 비타민이 들어 있다. 우선 구기자에는 비타민 A가 풍부해 눈을 보호하고 피부를 젊게 유지해주고, 비타민 B도 들어 있어 신진대사를 돕는다. 구기자는 무게가 같은 오렌지보다 비타민 C 함유량이 무려 500배나 많아서 체력 증강에도 좋으며, 비타민 E는 혈압과 심장 기능을 정상으로 회복시킨다.

구기자 속 다당류는 선천 면역계를 강화한다. 즉, 체내에 침투한 이물질과 세균 등을 처리하는 대식 세포의 기능을 활성화하고 피를 맑게 하는 라이소자임

⚕ 오의사의 건강차

재료
구기자 1큰술, 감초 5~6편, 살구 1작은술, 꿀에 절인 붉은 대추 2~3알, 콩 레시틴 1작은술, 꿀벌화분 1/3작은술

레시피
1. 감초, 살구와 붉은 대추를 작은 냄비에 넣고 물을 3컵 부어 물이 약 2컵 정도 남을 때까지 중불에서 15~20분간 끓인다.
2. 구기자를 냄비에 넣고 1분 정도 끓인 뒤에 불을 끈다.
3. 마지막으로 레시틴과 꿀벌화분을 넣고 저어서 먹는다(양은 개인 취향에 따라 결정해도 됨).

오의사의 팁
평소 바빠서 구기자 건강차를 만들 시간이 없다면 큰 냄비에 물 500cc를 붓고 재료를 모두 넣어 담가 두었다가 전기솥에 익혀 이튿날 아침에 차로 마신다.
이 차를 오래 마시면 면역계를 강화하고 원기를 보충하며 신장을 보호하고 머리를 맑게 할 수 있다. 또한 눈의 건강을 지켜주고 피부는 매끄럽게 근육은 탄력 있게 만들 수 있다. 재료가 비싸지 않아 경제적이며 남녀노소 누구나 즐길 수 있다. 단, 당뇨병 환자는 감초, 대추 대신에 상당삼(上黨蔘)이나 화기삼(花旗蔘)을 넣는다. 구기자는 맛이 달기 때문에 생으로 씹어 먹어도 된다.

의 기능을 강화하며 항체 세포를 많이 만든다.

게다가 아미노산 18가지와 미량 금속 21가지가 들어 있어 미용과 다이어트에도 좋다. 플라보노이드, 폴리페놀, 카로틴은 면역 체계와 자가 치유 시스템을 강화하여 병균의 침입을 막아 염증을 예방한다. 특히 신장과 간을 깨끗하게 해주는 구기자는 체력 강화에도 좋지만 젊음을 유지하고 장수하는 데도 도움이 된다.

크랜베리 – 요도염과 질염을 예방하는 붉은 보석

크랜베리는 진달랫과로 북미 지역의 특산품이다. 낮은 덩굴에서 자라고 작고 둥글며 표면이 탄력이 있는 선홍색의 작은 과립으로, 작은 딸기라고도 불린다. 크랜베리는 특수한 기후 조건에서 재배되기 때

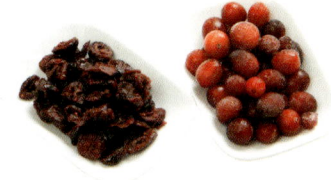

크랜베리를 먹으면 방광염과 요도염을 예방할 수 있다.

문에 세계 생산지 면적이 4만 에이커(약 49만 평)에도 못 미친다. 이처럼 생산량이 많지 않아 '붉은 보석' 이라는 아름다운 별명도 갖고 있다.

크랜베리의 항균 효과는 임상 치료 및 유행성 질병학 연구자 모두 특별하다고 인정한다. 연구에 따르면 크랜베리는 항균 효과가 뛰어나 요도와 질의 세균 감염을 예방하거나 치료하는 데 쓰인다. 대자연이 선물한 크랜베리에는 타닌산이 들어 있어 방광과 요도의 감염을 예방할 수 있다. 그래서 미국인들은 크랜베리를 매년 약 1억 1,700만 파운드(약 5,300만kg)나 소비하고 있다. 정말 엄청난 양이다.

크랜베리에는 또한 옥살산이 많이 들어 있어 숙변 제거에 도움이 된다. 그러나 오래 가열하면 수산염이 형성돼 자칫 신장에 결석을 만들 수 있기 때문에 조

심해야 한다.

씨에 들어 있는 오메가와 라즈베리는 혈관 경화를 예방하고 콜레스테롤을 떨어뜨릴 뿐 아니라 살균 작용을 하고 암도 예방한다. 특히 위염, 위궤양, 십이지장 궤양, 위선암, 위 림프종 등을 유발하는 헬리코박터 파일로리균을 없앤다.

아마씨 - 오메가-3가 세포를 살린다

아마(亞麻)의 씨, 즉 아마씨는 아마과 식물로서 중국 네이멍구(內蒙古), 헤이룽장(黑龍江), 지린(吉林) 등이 주 원산지이다.

아마씨에는 오메가-3, 오메가-6, 오메가-9 등 여러 지방산이 들어 있는데 그중 우리 몸속 세포의 필수 구성원인 오메가-3는 생선에 들어 있는 것보다 두 배나 많다.

아마씨는 심장병과 암을 예방하고 콜레스테롤, 혈 지질, 혈당을 낮추며 뇌의 노화를 막는다. 그리고 아마씨의 비타민 E는 탈모와 시력 감퇴를 막아주며 피부는 윤기 있게 근육은 단단하게 해준다. 그뿐 아니라 아마씨에는 리그난이 다량 들어 있어 장암, 유방암, 전립선암을 예방한다. 질병이 생겼거나 신체 기능이 약해졌다면 아마씨를 매일 6큰술씩 먹는다.

여기서 잠깐!

아마씨, 참깨를 각각 2큰술씩 하루 세 번 먹으면 건강해질 수 있다.

참깨 – 최고의 미용 식품

참깨는 참깻과 식물로 여러 나라에서 재배할 만큼 환경 적응력이 빠르며 특히 인도, 중국의 생산량이 세계 절반을 차지하고 있다.

참깨의 가장 중요한 영양소는 리그난이라는 식물내재영양소다. 리그난은 비타민 C, E의 산화를 방지하고 콜레스테롤과 지방을 줄여준다. 또한 동맥 경화, 암, 심장병의 발병률을 낮추고 항암 작용을 한다. 이외에도 참깨에는 세사몰이라는 식물내재영양소도 들어 있어 비타민 E의 기능이 발휘될 수 있도록 돕는다. 특히 비타민 E의 감마(γ)류는 활성 산소를 줄인다.

참깨는 간에서 콜레스테롤의 생성과 합성을 조절하는 HMG-CoA 환원 효소의 생성을 줄여준다. 결과적으로 나쁜 콜레스테롤이 줄어들고 좋은 콜레스테롤은 늘어난다. 또한 단백질과 불포화 지방산이 풍부해 혈당치를 적절히 유지해주며 칼슘, 마그네슘은 뼈를 튼튼하게 한다. 뿐만 아니라 참깨는 피부를 아름답게 하며 근육을 탱탱하게 만들고 대장의 운동을 도와 배변이 편해지고 노화도 방지한다. 참깨야말로 가장 좋은 미용 식품인 셈이다.

 여기서 잠깐!

참깨는 껍질째 먹기 때문에 소화가 잘 되지 않는다. 따라서 빻아서 먹는 것이 가장 좋으며 이렇게 먹으면 고소한 향도 나고 흡수도 잘된다. 잘게 빻은 참깨 가루와 꿀을 섞어 잼을 만들거나 샐러드유로 사용하면 참깨가 지닌 좋은 효능을 모두 얻을 수 있다.

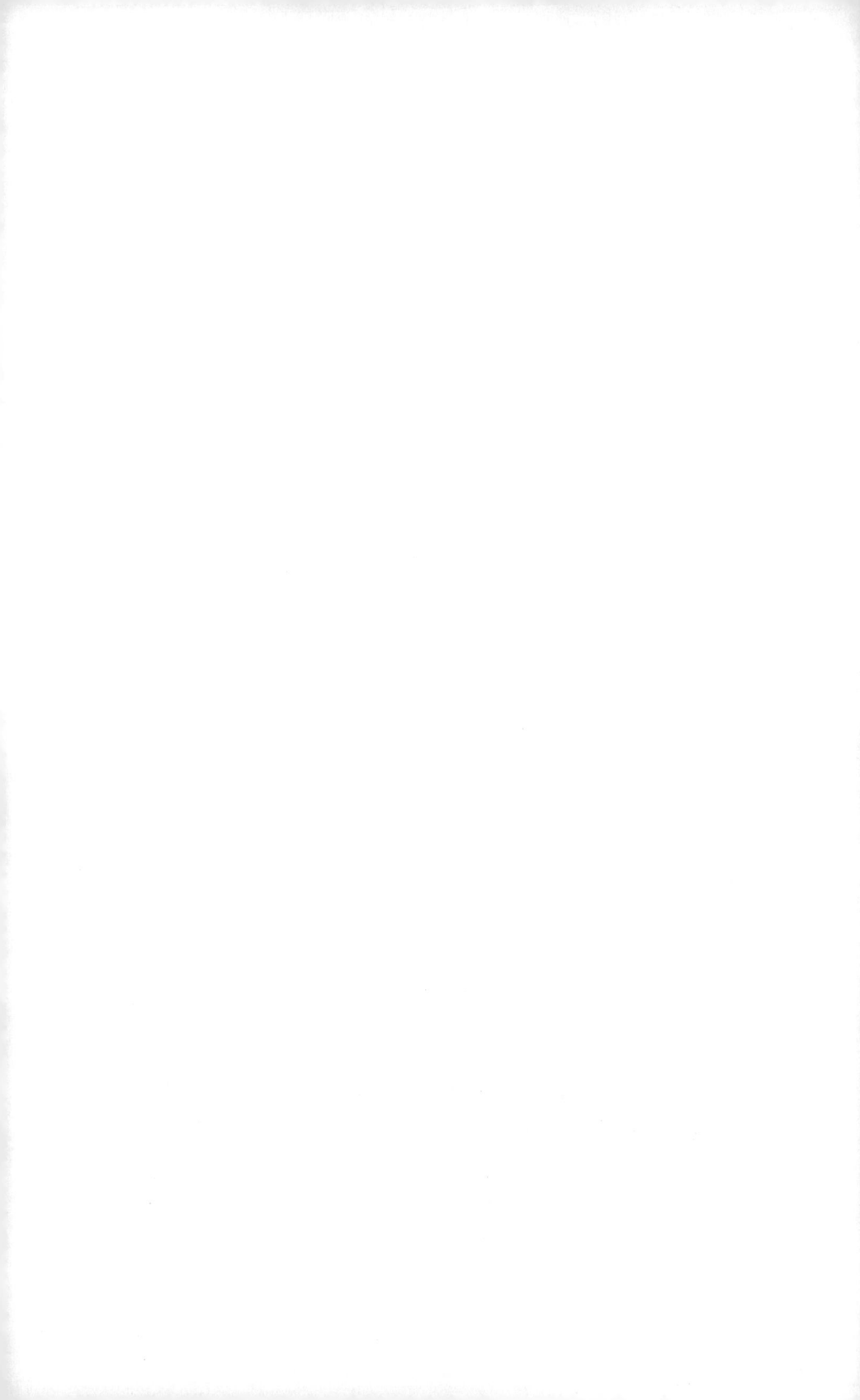

식습관을 바꿔 체질을 개선하라

환경 오염, 호르몬 복제, 유전자 변형 식
품, 가공식품 섭취, 정서 불안 등 여러
가지 원인 때문에 우리의 몸에는 매일
매일 산성 노폐물이 쌓이고 있다. 무엇
보다도 잘못된 음식을 장기간 섭취하게
되면 염증이 생기거나 독소가 쌓이면서
면역 체계가 힘을 잃고 자가 치유 시스
템도 재생 능력을 잃어버린다. 이 상태
를 방치하면 체질이 변하고 자가 치유
력이 떨어져 심각한 질병이 발생할 수
도 있다.

식습관을 바꿔 체질을 개선하라

chapter 05

질병을 퇴치하는 4단계 음식 조절법

우리는 올바른 식습관을 갖고 있을까? 우리의 식사는 얼마나 건강할까? '밥이 보약'이라는 사실을 잘 알고 있으면서도 우리의 식탁은 보약이 아닌 독으로 가득하다. 물론 채식이나 건강식 같이 식탁에 새로운 바람이 불고는 있지만, 나쁜 음식들을 모두 식탁에서 몰아내기에는 아직 역부족이다.

여러분의 저녁식사를 떠올려 보자. 식탁 위에는 햄과 고기 등 기름기 많은 음식들만 있을 뿐, 염장류 음식을 빼고는 채소 반찬을 찾기 어렵다. 많은 사람들이 기름기 많은 음식 섭취를 줄여야 한다는 것을 알고 있지만 쉽지 않다. 이제 잘못된 식습관으로 망가진 우리의 몸을 다시 재생시킬 시간이다. 4단계 음식 조절법으로 몸이 건강해지는 방법을 알아보자.

지금부터 설명하는 4단계 음식 조절법에 따라 천천히 식생활을 개선해나간다면 누구든 건강한 몸을 가질 수 있다. 식단을 조절할 때에는 보통 6일 정도 실천하고 일요일 하루 정도는 가족이나 친구들과 모여서 편안하게 맛있는 음식을 즐겨도 된다.

나는 월요일부터 토요일까지 매일 야채과일즙 2컵(500cc)을 마셨다. 아침에 야채과일즙 한 컵을 먹고 오전 11시 정도에 한 컵을 더 마셨다. 그리고 1시간 뒤 야채샐러드로 점심을 대신하고, 오후 1~4시에 야채과일즙 2컵을 마셨다. 저녁 식사 1시간 전에 야채과일즙 1컵을 더 마시고 다시 야채샐러드를 먹었으며 발아콩, 현미로 밥을 지어 먹었다. 콩밥을 먹지 않는 날에는 호두, 아몬드 등 견과류를 생으로 먹었다. 그리고 매일 증류수, 활성 미네랄수를 적당량 마셔 수분을 충분히 섭취했다.

일요일에는 예배를 마친 후 교회에서 점심을 먹고, 저녁에는 가족이나 친구들과 외식을 했다. 월요일부터 토요일까지는 야채과일즙과 샐러드 위주로 영양소를 섭취했다. 그리고 일요일에는 먹고 싶은 것을 먹었다. 야채와 과일 중심의 식사를 하면서 자연스레 몸의 저항력도 강해졌다. 그러나 이 같은 방법은 건강한 사람만이 할 수 있으므로 암이나 중병 환자는 우선 의사의 처방을 따르도록 하고 개인에 따라 식단을 조절해야 한다. 중병 환자는 절대로 자기 마음대로 해서는 안 된다.

서양 의학에서는 암을 치료할 때 체력을 유지하기 위해 육류를 보충해야 한다고 말한다. 단백질 공급원인 육류를 먹어야 외부에서 침입하는 나쁜 물질과 암세포를 죽일 수 있는 항체를 만들 수 있다고 보기 때문이다. 그러나 에너지가 이미 제로에 가까운 암 환자가 육류를 계속 섭취하면 단백질을 소화하기 위해 몸속의 효소와 에너지를 다 써버리게 되고, 암 환자는 질병과 싸울 수 있는 체력을 잃게 된다. 그러므로 암을 앓은 적이 있거나 현재 앓고 있는 사람은 곧바로 네 번째 단계의 식단을 따라야 한다.

4단계 음식 조절법

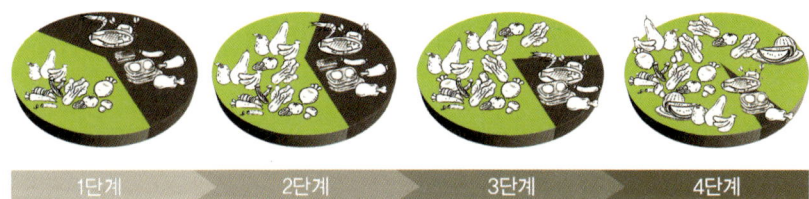

- 1단계 – 매일 먹던 어류, 육류는 다소 줄이고 채소의 섭취량을 늘린다.
- 2단계 – 어류, 육류를 1단계보다 더 줄이고 부침, 볶음, 구이, 튀김은 피하고 채소 섭취량을 늘린다. 채소는 생으로 먹기보다는 끓는 물에 1분 정도 데친 후 먹는다.
- 3단계 – 어류, 육류를 더 많이 줄이고 채소를 다량 섭취한다. 채소는 반은 생식(야채과일즙), 나머지 반은 2단계와 같이 끓는 물에 1분 정도 데쳐 먹는다.
- 4단계 – 육류와 어류는 일주일에 2번만 소량을 먹는다. 가능하다면 100% 채소만 섭취하고 야채과일즙으로 식단을 채운다.

동양 의학과 서양 의학 모두를 연구해 전문적인 방법으로 암을 극복한 나의 경험에 비춰볼 때, 야채과일즙과 야채샐러드를 먹는 것이 암 치료에 가장 이상적이다. 신선한 채소, 특히 약간 발아된 콩류는 가용성 아미노산으로 바로 항체를 형성한다. 채소는 효소 작용을 해서 음식물의 섭취를 돕기 때문에 채소를 먹으면 편안히 쉬면서 체력과 에너지를 되찾고, 몸에 남아 있는 효소를 이용해 외부에서 침입한 세균이나 암세포와 싸울 수 있다.

야채과일즙을 먹으면 이처럼 소화가 더 잘 되고 영양소가 우리 몸의 세포 구석구석까지 전달된다. 그래서 체력이 약한 환자에게 야채과일즙은 만병통치약과 같다.

야채와 과일을 살 때에는, 우선 신선하고 색이 선명하며 농약을 사용하지 않은 제품으로 다양한 종류를 산다. 다양한 야채와 과일을 먹어야 그로부터 각종 영양소를 흡수할 수 있기 때문이다. 이같이 식습관을 바꾸는 것 외에도 발바닥 안마를 하거나 적당히 운동을 하면서 심신의 안정을 유지하고 건강을 지키고자 하는 마음을 다지는 것 역시 중요하다.

산성 몸을 알칼리성 몸으로 바꿔라

4단계 음식 조절법을 통한 체질 개선만큼 체내 pH(산성도) 균형도 매우 중요하다. 정상일 때 우리 몸의 pH는 약알칼리성으로, 이때는 면역력도 강하고 병도 잘 걸리지 않는다.

체내 pH는 혈액의 pH를 측정하는 척도로 0~14까지의 수치로 나타낼 수 있다. 7 미만은 알칼리성, 7은 중성, 7 초과는 산성으로 가장 건강한 혈액의 pH는 7.35~7.4이다. 이 수치는 거의 완벽에 가까운 중성으로 모든 기관이 가장 깨끗하고 활력이 넘치는 있는 그대로의 상태이다. 갓 태어난 아기의 체내 pH가 그러하다.

신생아 때 중성이었던 우리의 몸은 세상 밖으로 나와 몇 십 년 동안 정크 푸드, 인공 음료, 약물을 소비하고 산성 노폐물과 오염된 대기에 찌들면서 점차 산성화된다. 태어날 때는 균형을 이루던 pH가 이렇게 산성화되면서 산성 노폐물, 독소 등이 우리 몸의 오장육부를 채우고 대뇌, 관절, 혈관의 건강한 세포까지 파괴한다. 이렇게 파괴된 세포는 감염, 염증, 부종을 일으키고 혈액의 흐름을 방해해 결국 우리 몸에 큰 질병을 야기한다.

우리 몸속의 몇 조에 달하는 세포는 신진대사를 통해 늙고 병들며 죽고 다시 새롭게 태어난다. 세포는 영양소를 열량과 에너지로 바꾸는데, 이 과정에서 산성을 띠는 활성 산소가 많아지지만 몸이 정상적인 상태라면 산성 노폐물을 조금씩 내보내 pH 균형을 이룬다.

주변 환경이 깨끗하면 세포가 신진대사를 할 때 발생하는 활성 산소와 산성 노폐물이 바로 배출될 수 있다. 그러나 오염된 환경, 호르몬 복제, 유전자 변형 식품 섭취, 영양소 부족, 정서 불안 등 여러 가지 요인이 복합적으로 작용하면 몸속에 있는 산성 노폐물이 배출되지 못하고 점점 더 많이 쌓이게 된다.

작은 불씨가 들판 전체를 다 태워버릴 수 있는 것처럼 잘못된 식품을 오래 먹으면 병에 걸릴 확률이 높아지고, 외부로부터 유해 물질이 침입하면서 면역 체계가 힘을 잃게 된다. 그렇게 되면 우리 몸에서 세균, 곰팡이, 바이러스를 없애는 것이 더 힘들어지고 자가 치유 시스템도 재생 기능을 하지 못한다. 방어막이 사라진 우리 몸 안에서는 외부로부터 침입한 세균과 바이러스가 기승을 부리게 되는 것이다. 이러한 상황이 지속되면 다음과 같은 끔찍한 결과가 나타날 수 있다.

- 외부로부터 침입한 세균과 바이러스는 다른 세포를 마구 죽여 암의 발단이 된다. 외부 침입 물질이 암을 일으키는 것은 10~25년 후로 긴 시간이 흘러야 느낄 수 있다.
- 혈관벽 손상 세포는 혈액 순환을 방해해 고혈압, 심장병 등 심혈관계 질환을 일으킨다.
- 관절 손상 세포는 영양소 공급을 방해하고 노폐물의 배출을 막아 두통, 관절염을 유발한다.
- 간 손상 세포는 혈액이 산화된 콜레스테롤을 간으로 운반하는 것을 방해해서 콜레스테롤 과다와 중풍을 일으킨다.
- 췌장 손상 세포는 포도당을 분해하는 인슐린을 분비하지 못하게 해 고혈당과 당뇨병을 유발한다.

산성 노폐물이 쌓이면서 나타나는 질환은 한두 가지가 아니다. 거의 모든 질병은 우리 몸이 오염되면서 생겨났기 때문에, 건강을 위협하는 가장 무서운 적은 몸속의 오염 물질이라고 해도 과언이 아니다. 물론 외부 환경으로부터 침입하는 독소뿐 아니라 잘못된 식품 섭취와 약품 복용이나 정서 불안, 업무 스트레스 등 심리적인 문제도 우리 몸의 pH 균형을 무너뜨린다.

대표적인 산성 식품은 국수, 빵, 만두, 케이크, 과자 등 가공식품이다. 그 밖에도 설탕에 절인 과일, 사이다, 커피, 우유, 치즈, 버터, 식물성 크림, 아이스크림, 요구르트도 예외가 아니다. 햄, 핫도그, 베이컨, 소시지와 같이 가공된 육류와 부침, 볶음, 구이, 튀김, 익힌 후 다시 기름에 볶은 음식도 마찬가지다. 그래도 다행스러운 사실은 먹는 음식만 바꾼다면 우리 몸의 문제를 충분히 고칠 수 있다는 것이다.

주변에서 흔히 볼 수 있는 식품으로도 체내 pH 균형을 이룰 수 있다. 따라서 식품의 pH를 알고 음식을 선별해서 섭취해 체내 pH 균형을 유지하는 것이 중요하다. 우선 알칼리성 식품을 많이 섭취하고 산성에 가까운 수돗물보다는 중성에 가까운 증류수를 섭취한다.

또한 하루 3~4회 배변을 한다. 진나라 갈홍(葛洪)의 《포박자 抱朴子》「섭생」편에 "건강하게 살고자 하면 장에 변이 없어야 하고, 장수하고 젊음을 갖고자 하면 장이 깨끗해야 한다(若要不死 腸中無屎 若要長靑 腸要常淸)"는 기록이 있다. 너무 배부르게 먹어 배변 장애를 일으켜서는 안 되는 것이다.

마지막으로 가벼운 운동으로 몸을 움직이고 스트레스를 해소해서 생활에 여유를 가진다. 기도, 정좌, 명상, 종교로 마음의 안정을 구하는 것도 좋은 방법이다.

식품 pH 분류표

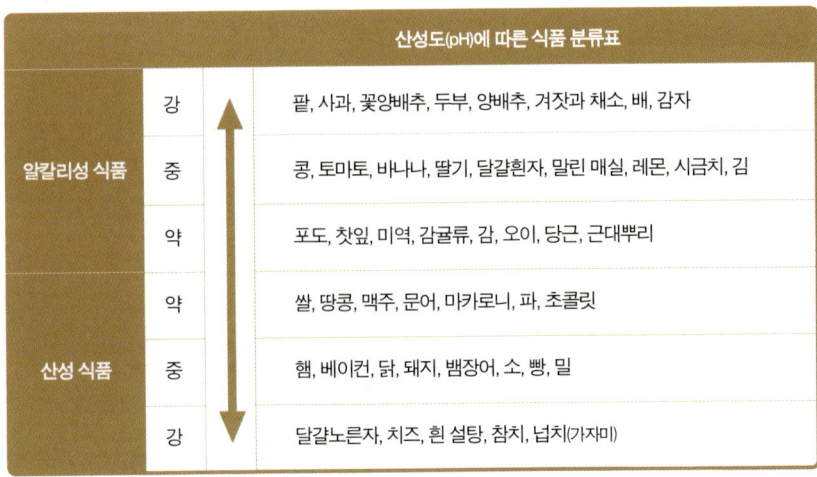

산성도(pH)에 따른 식품 분류표			
알칼리성 식품	강		팥, 사과, 꽃양배추, 두부, 양배추, 겨잣과 채소, 배, 감자
	중		콩, 토마토, 바나나, 딸기, 달걀흰자, 말린 매실, 레몬, 시금치, 김
	약		포도, 찻잎, 미역, 감귤류, 감, 오이, 당근, 근대뿌리
산성 식품	약		쌀, 땅콩, 맥주, 문어, 마카로니, 파, 초콜릿
	중		햄, 베이컨, 닭, 돼지, 뱀장어, 소, 빵, 밀
	강		달걀노른자, 치즈, 흰 설탕, 참치, 넙치(가자미)

※ 겨잣과 채소 : 양배추, 배추, 콜리플라워, 브로콜리 등

찌기, 삶기, 데치기, 무치기는 최고의 조리법

과거 명절에나 먹던 고기나 부침 요리가 일상적인 식단에 포함되면서 사람들의 식생활과 몸도 점점 산성화되고 있다. 그러나 조리법에만 조금 신경을 쓰면 우리 몸에 훨씬 이로운 결과를 가져올 수 있다. 조리만 잘해도 이런 음식들이 건강한 음식으로 바뀔 수 있기 때문이다.

우리는 부침, 볶음, 구이, 튀김 요리는 약간 탈 정도로 익혀야 향도 좋고 입맛도 돋운다고 생각한다. 그러나 탄 부분을 먹으면 우리 몸에 해로운 활성 산소가 생겨난다. 질병의 80% 이상이 활성 산소와 관련이 있는데 특히 암, 뇌경색, 고혈압, 혈관 경화, 당뇨병, 관절염 등 만성 질환이 그렇다.

뜨거운 기름에 음식을 빨리 볶는 조리법은 몸에 해롭다. 연구에 따르면 100도가 넘는 고온에서 조리를 하면 발암 물질이 쉽게 생성되며, 조리 시간이 너무 길면 발암 물질이 많아진다(한국의 음식 역시 볶음 요리가 많으므로 조리 시 주의를 요함-편집자 주).

그래서 기름을 거의 쓰지 않는 찜, 삶기, 데치기, 무침 등의 조리법이 가장 안전하다. 찌거나 삶거나 데칠 때 온도가 100도에 가깝지만, 유해 물질은 많이 발생하지 않는다. 물론 우리 몸에 가장 좋은 조리법은 바로 생식과 무침이다. 가장 간단한 방식으로 식품의 고유한 맛과 영양을 즐길 수 있기 때문이다.

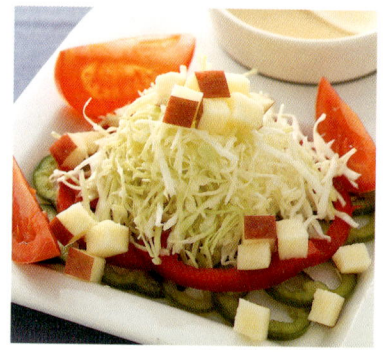

찜, 삶기, 데치기, 무침 등 가장 간단한 조리법은 식품의 원래 맛을 살려주며 몸에 부담을 주지 않는다.

직화구이가 암을 부른다

담배를 피우지 않는 사람들이 왜 폐암에 걸리는 것일까? 많은 사람들이 폐암의 원인으로 담배를 꼽고 있지만 담배만큼이나 위협적인 폐암 발병 원인이 있다. 그것은 우리가 즐겨 먹는 직화구이,

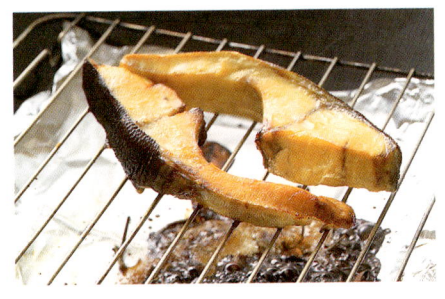

부침, 볶음, 구이, 튀김은 음식을 산성으로 만들어 체내 pH 균형을 무너뜨리며 직화구이는 암 발병률을 높인다.

즉 직접 불에 구운 고기다. 탄 음식을 먹을 때 암 발병률이 정말 높아지는지에 대해 의구심을 품을 수도 있지만 이에 대해서는 이미 충분히 연구가 이뤄졌다.

미국 암학회는 직화구이 고기를 먹지 말라고 적극 권장하고 있는데, 연구 결과 1파운드(약 450g)에 달하는 큰 소고기를 불에 직접 구웠더니 담배 600대에 달하는 발암 물질이 발생했다. 바로 이것이 담배를 피우지 않아도 폐암에 걸리는 이유이다.

동물실험 결과에서도 탄 음식이 암을 발생시키는 것으로 나타났다. 이러한 연구들은 탄 고기가 우리 몸에 어떠한 영향을 미치는지 잘 보여주고 있다. 물론 동물과 인간의 몸은 다르기 때문에 동물실험 결과가 우리에게 반드시 적용된다고 볼 수는 없지만 탄 음식은 여전히 문제가 될 수 있으므로 최대한 먹지 않는 것이 좋다. 특히 중장년층은 고기 섭취량이 많고 암 발병률이 높으므로 새겨들어야 할 것이다.

직화구이의 가장 큰 문제는 식품이 아니라 식품의 양념인 기름과 된장에 있다. 양념이 불에 가열되면서 발암 물질이 생겨나고 그 발암 물질이 고기, 콩, 옥수수, 생선, 구이에 붙어서 우리 몸으로 들어간다. 그 밖에도 불꽃 때문에 단백

질이 화학 변화를 일으켜 맹독성 발암 물질로 전환된다. 이런 식으로 고기를 장기간 먹으면 암 발병률이 높아질 수밖에 없다.

사실 거의 모든 식품이 부치거나 굽거나 튀기거나 볶는 조리 과정을 거친다. 그러나 이렇게 맛을 내기 위한 조리 과정에서 대부분의 발암 물질이 만들어진다. 감자튀김, 메추리알 튀김, 도넛 등 녹말 식품을 기름에 튀기거나 고온에 구우면 아크릴아미드가 생겨난다. 동물 실험에서 아크릴아미드는 DNA 부가물을 형성해 유전자에 돌연변이를 일으켜 암 발병률을 높이는 것으로 나타났다.

음식 조리법과 암 발병 간의 관계를 알아야 부침, 튀김, 볶음, 직화구이와 같은 조리법으로 만든 음식을 피해 발암 물질을 섭취하지 않을 수 있다. 물론 중요한 자리에 초대 받았거나 손님 접대를 해야 한다면 일주일에 한 번 정도만 이런 음식을 먹도록 한다. 단, 하루에 야채과일즙 4~6컵을 먹는 것은 절대 잊지 않도록 한다. 그래야만 몸속 독소를 내보내고 면역 체계와 자가 치유 시스템에 충분한 식물내재영양소를 공급할 수 있다.

우리 가족은 초대 받은 자리에 가기 전에 먼저 야채과일즙으로 배를 채운다. 회식 당일, 술을 먹어야 하는 자리면 야채과일즙에 섬유 가루 1작은술을 섞어서 마신다. 이렇게 하면 면역 체계와 자가 치유 시스템이 사전에 방어 태세를 갖출 수 있다.

당신은 몸에 해로운 물을 마시고 있다

우리 몸은 70%가 수분으로 이루어져 있다. 갓 태어난 아기의 체내 수분 함유량은 80%로 수분이 가득하다. 그러나 현대인의 몸에는 수분이 60~65%만 남아 있어 모든 세포가 '물 부족' 현상을 겪고 있다. 수분이 부족하면 세포가 독소를 내보내기가 어려워져 중독 현상이 나타난다. 그 결과 세포가 죽고 암세포로 돌변하거나 혈액이 오염돼 변비, 수분 건조증이 생기고 나아가 검은 반점, 주름, 노화, 탈모 등이 나타난다.

하루에 물을 몇 잔 마시느냐고 물으면 보통 모른다거나 커피 3잔, 차 2잔, 콜라 1잔, 버블티 1잔을 마신다는 등 다양한 대답이 쏟아질 것이다. 그러나 커피나 차의 분자 구조는 물과 다르다. 커피로 마신 물은 오로지 카페인의 독소를 분해할 수 있을 뿐이다. 소화제처럼 마시는 사이다나 식사하면서 마시는 와인 한 잔은 오히려 몸속의 수분 6잔을 소비한다는 사실을 알아야 한다.

수분을 섭취하는 것도 중요하지만 그것보다 더 중요한 것은 좋은 물을 올바른 방법으로 마셔야 한다는 것이다. 물을 마실 때는 천천히 한 모금씩 마셔야 세포가 물 분자를 충분히 흡수할 수 있다. 한꺼번에 마시면 세포가 물 분자를 흡수할 시간이 없기 때문에 모두 소변으로 배출된다.

일반적으로 우리가 마시는 물은 정화수, 광천수, 역(逆)삼투수(정수기 물), 알칼리수, 증류수 등 여러 가지가 있다. 물의 종류에 따른 장단점을 따져보도록 하자.

정화수는 안전하지 않다

정화수는 여과기에서 중금속을 걸러낸 수돗물로 세균과 화학 물질이 아직 남아 있어 안전하지 않다.

광천수는 세포의 노화와 사망을 촉진한다

일부에서는 광천수를 마시면 과일에 부족한 미네랄을 보충할 수 있다고 한다. 그러나 미국 농림부의 연구에 따르면 광천수를 마신 사람의 75%가 암에 걸린 것으로 나타났다. 시중에서 판매하는 광천수에는 중금속과 무기 미네랄이 다량 들어 있을 뿐 몸이 필요로 하는 미네랄은 얻을 수 없다.

광천수의 미네랄은 무기 미네랄로서 돌과 흙의 풍식과 침식을 거쳐 생겨나는데 무기 미네랄은 과일 속의 유기 미네랄보다 훨씬 커서 몸속의 세포가 흡수할 수 없다. 그래서 광천수를 섭취하면 오히려 영양소와 산소가 세포에 공급되기 어렵고 혈액의 흐름도 방해를 받는다. 결과적으로 세포가 빨리 늙거나 죽어서 쉽게 피로를 느끼거나 노화가 앞당겨지는 것이다.

그렇다면 과일의 미네랄은 어떨까? 요즘은 토양에 비료를 많이 쓰기 때문에 땅에 미네랄이 부족해져서 과일도 미네랄이 부족해질 수밖에 없다. 게다가 유기농으로 재배한 과일이라도 이미 땅이 오염돼 있어서 미네랄이 부족하다. 영국에서 1940년부터 2002년까지 재배한 과일을 비교한 결과 2002년에 재배한 과일 속 철분이 과거보다 48%나 부족한 것으로 나타났다. 따라서 유기농 사과라 하더라도 일반 사과보다 조금 더 나을 뿐이다.

역(逆)삼투수에는 세균과 독소가 남아 있다

역삼투수는 정수기 물로서, 물에 들어 있는 노폐물 95%가 여과되었지만 세균, 찌꺼기, 독소가 5% 정도 남아 있다. 그러나 정화수나 광천수보다는 훨씬 안전하다.

알칼리수는 소화 불량을 일으킨다

우리 몸은 항상 pH 균형을 이루기 위해 쉬지 않고 움직인다. 혈액은 원래 알칼리성에 가까워야 하지만 대부분의 사람들은 산성에 가깝다.

음식을 먹으면 위산이 분비되면서 음식을 분해하고 흡수한다. 흡수된 음식이 십이지장으로 들어가기 전에, 췌장에서 중탄산염을 분비해 산성인 음식을 알칼리성으로 바꾼다. 이 과정을 거쳐야 음식이 간에 저장, 흡수될 수 있다. 남은 노폐물은 대장으로 이동하고 다시 산성으로 바뀐다.

알칼리수는 알칼리수 생성기로 만든 물이다. 알칼리수를 너무 자주 마시면 위산의 소화 작용을 둔화시키기 때문에 소화 불량과 영양 부족을 일으킬 수 있다. 또한 우리 몸의 각 기관이 언제 산성과 알칼리성을 필요로 하는지 알 수 없기 때문에 우리의 건강을 알칼리수에 의존할 수만은 없다.

증류수를 하루 8잔 마시면 혈액이 깨끗해진다

증류수는 증류기의 높은 온도에서 수돗물을 끓였을 때 발생하는 수증기를 냉각시켜 정제한 물이다. 노폐물, 화학 물질, 세균, 중금속은 물에 남아 있기 마련이지만 증발된 수증기에는 아무것도 남아있지 않기 때문에 가장 깨끗한 물이다. 증류수는 중성에 가깝기 때문에 우리 몸의 pH에 관계없이 모두 마셔도 된다.

하루에 증류수 8컵(1컵당 250cc)을 마셔야 신장이 혈액을 청소할 수 있다. 환자도 역시 8컵의 증류수를 마시고 야채과일즙과 활성수로 체질도 개선해야 한다. 우리 몸은 전해질(소금과 같이 물에 녹아 이온화되는 물질)과 미네랄을 많이 필요로 하는데, 몸속 세포가 흡수할 수 있는 미네랄은 과일 속의 미세한 미네랄뿐이다.

과일 속의 미네랄 분자는 세포보다 작아서 세포 속을 자유롭게 드나들며 노폐물을 몸 밖으로 내보내 병들었던 세포를 재빨리 재생시킨다. 세포가 제 기능을 발휘하기 위해서는 과일과 채소를 많이 먹어서 활성 미네랄을 많이 흡수해야 한다.

내가 매일 마시는 물의 양은 엄청나다. 매일 야채과일즙 4~6컵을 마시는 것 외에도 아침에 일어나면 먼저 해염수 1작은술이 들어간 따뜻한 활성수 2컵(500cc)을 마신다. 그리고 매일 증류수, 활성수를 각각 3컵씩 마신다. 온활성수를 마시는 이유는 과일에 함유된 미네랄만으로는 일일 권장 섭취량을 채울 수 없으며, 활성수가 영양소의 흡수를 도와 세포 속을 깨끗하게 청소해주기 때문이다.

물론 사람마다 마시는 물의 양은 다를 수밖에 없다. 사무실에서 오래 일하는 사람은 하루에 8~10컵을 마시고, 뙤약볕에서 운동하거나 일하는 사람은 10~12컵을 마셔야 신체가 필요로 하는 수분을 충분히 공급할 수 있다.

우유를 마신다고 뼈가 튼튼해지는 것은 아니다

우유 속의 필수 아미노산, 칼슘, 비타민 B군은 우리 몸의 성장과 발육, 세포의 재생과 성장에 필요한 영양소이다. 칼슘이 부족한 현대인들은 우유 한 컵을 마시면 하루에 필요한 칼슘 25%와 비타민 D를 얻을 수 있다. 하지만 일부 축산 농가에서는 우유 생산량을 늘리기 위해 소에 항생제와 성장 호르몬을 주사한다. 이런 문제 때문인지 요즘 '우유 안 먹기' 운동이 떠올랐다.

연구 결과에 따르면 우유에 항생 물질과 호르몬 함유량이 너무 많아서 사람의 건강에 부정적인 영향을 끼치고 있다. 2001년 하버드 대학에서 유제품을 소비하는 사람들을 11년 동안 추적 조사한 결과, 매일 유제품 600cc를 먹은 사람이 소량이나 120cc를 먹은 사람보다 전립선암 발병률이 34%나 높은 것으로 나타났다.

미국의 과학자 사무엘 엡스틴 박사 역시 성장 호르몬을 주사한 소에게서 얻은 우유에 유방암을 일으키는 주범인 IGF-1(뼈의 성장과 지방 대사를 담당하는 성장 호르몬의 일종)이라는 호르몬이 들어 있다는 사실을 밝혀냈다. 일반 우유에도 IGF-1이 들어 있지만 수치가 그렇게 높진 않다. 성장 호르몬을 주사한 젖소에게서 뽑아낸 우유 속 IGF-1의 함유량은 일반 우유보다 무려 40배 넘게 검출됐다.

2007년 오타와에서 개최된 세계 유방암학회에서 사무엘 박사는 각국 정부에 젖소에게 성장 호르몬을 주사하면 안 된다고 적극 호소했다. IGF-1이 정상 세포에 들어가면 정상 세포가 암세포로 쉽게 전환되기 때문이다. 특히 유방암 환자의 IGF-1 수치가 특히 높은 점을 지적하며, IGF-1이 유방암 발병의 근본적인 원인임을 밝혔다.

잉글랜드의 의학신문 1992년 7월 30일자에 실린 카잘라이논이라는 의사의 연구에 따르면 우유가 1형 당뇨병의 증상을 악화시킨다고 한다. 또한 스웨덴 학자 역시 38~76세의 여성 6만 명을 대상으로 13년 동안 추적 조사한 결과, 매일 4컵 이상의 유제품을 마신 여성이 난소암에 걸릴 확률이 매일 2잔을 마신 여성보다 2배 높다는 사실을 찾아냈다. 하루에 2잔 이상 우유를 마신 여성의 난소암 발병률 역시 적게 마시거나 아예 안 먹는 여성보다 2배 높았다.

우유를 많이 먹어도 골 밀도가 높아지지는 않는다

2003년 하버드 대학에서 18년 동안 간호사를 대상으로 한 연구 결과, 우유를 많이 먹어도 골다공증 발병률이 낮아지지 않는다는 것이 밝혀졌다. 우유가 칼슘을 보충해주는 것은 사실이지만 우유, 육류 등 너무 많은 동물성 단백질을 섭취하면 오히려 칼슘의 흡수량이 줄어들 수 있다.

우유에는 카제인이라는 단백질이 들어 있는데, 이는 우리 몸에서 완전히 소화되기가 어렵다. 위가 4개인 소만이 이 물질을 소화할 수 있기 때문에 우유를 반드시 마셔야 하는 것은 아니다. 마시고 싶다면 1컵 정도가 가장 적당하다.

반드시 유제품에 들어 있는 단백질을 보충해야 한다면 양젖을 권한다. 양젖의 영양소는 모유에 가장 가깝고 영양분도 풍부하며 소화와 흡수 모두 잘된다. 그리고 뼈를 튼튼하게 하려면 우유나 칼슘제만으로는 부족하기 때문에 운동을 해서 칼슘이 빠져나가는 것을 막아야 한다.

우유, 양젖 외에도 칼슘이 함유된 식품은 많다. 두유, 발아콩으로 단백질을 섭취할 수 있는 것처럼 정어리, 해조류, 참깨, 진한 녹색 채소로 칼슘을 섭취할 수 있다. 특히 콩류에는 뼈에 필요한 미네랄이 많이 들어 있다. 북아일랜드의 연구에 따르면 과일은 뼈를 튼튼하게 한다. 특히 딸기, 자두가 뼈를 튼튼하게 해준다.

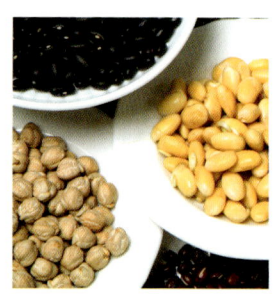

단백질 공급원인 발아콩은 칼슘의 공급원이기도 하다.

우리가 일상적으로 먹는 식품 중에서 산성 식품의 비율은 꽤나 높은 편인데, 산성 식품은 골 밀도를 낮춘다. 하지만 채소와 과일을 많이 먹으면 산성이 중화되며 항산화 작용이 발생하여 암세포의 성장을 억제한다.

남녀노소 누구나 즐길 수 있는 견과유(Nut Milk)

재료

• 아몬드 1/4컵(60g), 호박씨 1/4컵(60g), 아마씨 1/4컵(60g), 참깨 1/4컵(검은깨나 흰깨 60g), 증류수 2컵, 꿀벌화분 2작은술, 쌀 적당량(메밀, 현미, 구기자), 해염 1/4작은술, 레시틴 1큰술

레시피

• 모든 재료를 믹서에 넣고 액체 상태가 될 때까지 간 후 해염, 레시틴을 넣는다.

효능

• 견과유는 영양이 풍부하고 뼈를 튼튼하게 한다. 또한 암도 예방하기 때문에 남녀노소 할 것 없이 모두 마시는 것이 좋다. 재료나 양은 개인의 기호에 따라 결정한다.

하루 3번 배변으로 콜레스테롤을 낮출 수 있다

콜레스테롤이란 우리가 섭취한 지방 중 분해되지 않은 부분을 말한다. 원래 몸속에 있는 지방은 콜레스테롤이나 노폐물로 전환된다. 특히 동물성 지방이 콜레스테롤이나 노폐물로 잘 전환된다. 사실 지방과 기름을 거의 먹지 않아도 간은 1,000~1,500mg 정도의 콜레스테롤을 만들어 체내에 공급한다. 이처럼 몸속의 콜레스테롤은 간에서 만든 콜레스테롤이 대부분이며 25%만이 식품으로부터 공급된다.

혈중 콜레스테롤이 너무 많으면 혈액은 무거워지고 끈적끈적해진다. 이러한 혈액을 운반하려면 심장에 힘이 더 많이 들어가기 때문에 심장 기능에 이상이 생긴다. 아울러 혈관에 붙어 있는 산화된 콜레스테롤은 혈관에 해로울 뿐 아니라 혈관 벽에 쌓이면서 혈관을 막아 탄력을 떨어뜨린다. 콜레스테롤이 몸속에

쌓이면 혈관이 좁아지고 전체 혈관이 받는 압력이 커지면서 고혈압이 발생하며 심한 경우 뇌출혈을 일으키기도 한다.

그러나 콜레스테롤에 나쁜 점만 있는 것은 아니다. 간이 쓸개즙을 만들 때 콜레스테롤을 사용하며, 콜레스테롤은 호르몬과 비타민 D₃의 주요 공급원이기도 하다.

자동차가 배기관으로 배기가스를 내보내듯이 간이 나쁜 콜레스테롤, 칼슘 찌꺼기, 산화된 기름, 독소, 노폐물을 쓸개로 보내면 쓸개는 노폐물을 쓸개즙으로 만들어 담낭관으로 보낸다. 나머지는 림프관이 흡수하거나 대장으로 이동한다.

쓸개즙은 소장을 지나 대장으로 들어가 대장의 연동 작용을 촉진해 배변을 돕는다. 쓸개즙도 대변과 함께 밖으로 배출된다. 그러나 대장에 쓸개즙이 오래 남아 있거나 숙변 또는 변비가 있으면 쓸개즙은 다시 간으로 돌아와 간에 부담을 주고 결과적으로 콜레스테롤 수치를 높인다.

쓸개는 크기가 매우 작아서 간에서 나쁜 콜레스테롤과 독소를 너무 많이 보내면 다 수용할 수 없다. 결국 간에 남은 일부 나쁜 콜레스테롤과 독소가 혈액으로 다시 보내져 혈중 콜레스테롤을 높인다. 그러나 만약 쓸개즙이 십이지장으로 배출되지 못하면 쓸개즙의 농도가 더 진해지고 건조해지면서 담석이 만들어진다. 때문에 쓸개즙의 지방 분해 기능이 제대로 발휘되지 못한다.

쓸개즙이 제 기능을 하지 못하면 췌장에서 분비되는 리파아제 혼자 지방을 분해해야 하는데, 리파아제는 지방을 완전히 분해하기에는 역부족이다. 결국 분해되지 못한 지방은 대장으로 이동하며, 이때 빨리 대변을 보지 않으면 콜레스테롤 수치가 높아진다.

콜레스테롤 약은 심장을 멎게 할 수도 있다

매일 간은 콜레스테롤 1,000~1,500mg을 만들어서 세포, 피부 조직 등에 보내 호르몬 생성을 돕는다. 만약 콜레스테롤이 충분하지 않으면 호르몬이 생성되지 않으며 노화, 탈모, 성기능 저하 등이 초래된다.

현대인들은 콜레스테롤 약을 많이 사용하고 있으며 약의 효능도 널리 알려진 편이다. 물론 콜레스테롤 약을 먹으면 혈액에 콜레스테롤이 공급되는 것을 막을 수는 있다. 그러나 혈중 콜레스테롤 수치는 떨어져도 심장이 멈추거나 돌연사할 가능성이 크다는 점을 알아야 한다.

이는 콜레스테롤 약을 복용하면 콜레스테롤과 같은 경로로 만들어지는 코큐텐의 생성을 방해하기 때문이다. 코큐텐이 충분하지 않으면 심장 근육이 이완과 수축을 못하기 때문에 심장 박동이 멈춰 사망에 이를 수 있다. 코큐텐은 하루에 현미밥 20그릇을 먹어야 얻을 수 있는데 이런 방법으로 섭취하는 것은 사실상 불가능하다. 따라서 콜레스테롤 약을 꼭 복용해야 한다면 꼭 코큐텐과 함께 복용해 심장 근육의 운동을 방해하지 않도록 해야 한다.

콜레스테롤 약은 또한 두통, 호흡 곤란, 신경 쇠약 등 부작용을 일으킬 수 있으며 장기 복용 시 노화가 촉진되고 간암, 간 경화를 초래할 수 있으므로 유의해서 복용해야 한다.

약을 먹지 않고 콜레스테롤 수치를 떨어뜨릴 수 있는 가장 좋은 방법은 하루에 3~4번 화장실에 가는 것이다. 담석을 없애 쓸개즙이 장까지 전달돼 지방을 분해할 수 있도록 하는 것도 콜레스테롤 수치를 떨어뜨리는 한 방법이다.

콜레스테롤을 낮추는 2단계 방법

1단계 - 하루 3~4차례 배변 하루에 야채과일즙 6컵, 야채샐러드 두 접시, 십곡밥, 섬유 가루(장의 연동 운동을 도우며 설사를 방지하는 섬유 가루는 색과 맛이 없고 인공 색소가 첨가되지 않은 것으로 선택), 증류수 8컵을 섭취한다. 물은 천천히 마셔야 배변에 도움이 된다.

하루에 3~4번 대변을 보면 숙변을 없앨 수 있으며 식용유, 지방 등 기름이 간으로 되돌아가는 것을 막을 수 있다.

2단계 - 담석 제거 담석은 하루 3~4차례 배변으로 없애야 한다. 미국에서는 1년에 100만 명이 담석 때문에 쓸개 제거 수술을 받는다. 하지만 그들은 의사가 중요한 기관을 떼어버렸다는 사실에 대해서는 전혀 모르고 있다. '4일 만에 담석 제거하기' 레시피대로 4일 정도 실천하면 수술 없이도 담석을 없앨 수 있다. 결석이 쉽게 생기는 사람은 매년 봄과 초가을에 아래와 같은 방법으로 없애기 바란다.

결석이 생기는 것을 막기 위해서는 되도록 부침, 튀김, 볶음, 구이는 피하고 커피, 차, 사이다 등은 마시지 말아야 한다. 또한 우유, 크림, 치즈, 아이스크림, 초콜릿도 피해야 할 식품이다. 콩류와 익힌 시금치는 함께 먹지 않는다.

담석을 없애는 가장 좋은 방법은 물을 마시는 것이다. 특히 증류수를 하루 8컵 마시면 효과가 있다. 그리고 식사 전에 근대뿌리즙 2컵을 마시거나 매일 아침 올리브유 2큰술을 레몬 1개로 만든 레몬즙에 넣어 먹으면 담석이 생기는 것을 막을 수 있다.

TIP **4일 만에 담석 제거하기**

재료

- 유기농 야채과일즙 1리터(1,000cc)나 증류수 3잔 또는 활성수 - 당뇨병 환자는 활성수를 준비한다.
- 순인산(오르토 인산) 1병 - 반드시 식용이어야 하고 소량을 사용하며 연속 3일까지 사용 가능하다. 오르토 인산은 치아에 해롭지 않다.
- 올리브유 1병
- 레몬 3개
- 엡섬 솔트(Epsom salt) - 성분은 황산마그네슘과 동일하며 약국이나 유기농 식품점에서 구매할 수 있다.
- 배즙 500cc나 구아바즙 500cc 1병 - 당뇨병 환자는 당분이 없는 구아바즙으로 구입한다.

순서와 방법

- 첫째 날 - 순인산 1㎖를 야채과일즙이나 증류수 1리터에 넣고 섞어서 오후가 되기 전에 마신다. 순인산은 담석을 부드럽게 한다. 식사 세 번 모두 야채과일즙을 마셔 하루 6잔을 마신다. 그리고 샐러드와 십곡밥, 섬유 가루를 먹으면 하루에 3~4차례 배변할 수 있다.
- 둘째 날 - 첫날과 동일
- 셋째 날 - 첫날과 동일하나 오후 3~4시에 엡섬 솔트 1큰술을 따뜻한 증류수 250cc에 넣어 바로 먹는다. 저녁 6시(시간 조절 가능)에 음식을 조금 먹고 3시간 후에 올리브유 250cc, 레몬 3개로 만든 레몬즙, 배즙 반 컵(또는 구아바즙)을 모두 믹서에 넣고 30초 정도 갈아서 바로 먹는다. 다 먹으면 오른쪽 옆으로 누워 오른쪽 무릎을 구부려 간 부위를 압박한 채 30분 정도 있다가 일어나서 아무것도 하지 않는 상태로 쉰다.
- 넷째 날 - 아침에 일어나서 엡섬 솔트 1큰술을 따뜻한 물 250cc에 섞어 마신다. 매일 증류수에 섬유 가루 2작은술을 넣어서 8컵을 마시면 담석이 소변과 함께 나오는데 담석이 나올 때는 아프지 않고 느낌도 없다. 첫 번째 소변 때 아무것도 나오지 않았다면 두 번째 소변 때 담석이 많이 나올 것이고 세 번째 소변 때는 담석이 거의 줄어들고 네 번째 소변에는 아예 없을 것이다. 몸 밖으로 나온 담석은 돌이지만 녹두, 완두, 누에콩처럼 생겼고 색깔은 청색, 황색, 갈색 등이다. 담석이 배출된 후 10일이 지나면 몸과 마음이 가벼워진다. 화도 잘 나지 않고 피부에 빛이 나며 입 냄새나 나쁜 체취도 사라질 것이다.

신장 결석이 의심된다면 레몬 4개로 만든 레몬즙을 증류수나 활성수 2리터에 넣어 하루가 지나기 전에 다 마신다. 이렇게 3~4일 동안 계속 마시고 발바닥의 신장 지압점(발바닥 한가운데의 바로 윗부분)을 마사지하면 신장에 있는 결석이 제거되며 큰 결석도 분해되어 없어질 것이다.

느껴지지 않을 뿐 누구나 결석은 조금씩 있다. 매년 봄철 4일 동안 위와 같이 담석을 없애는 방법을 실천하면 담석이 결석으로 발전되는 것을 막을 수 있고 간은 씻은 듯 깨끗해진다.

반드시 기억하라! 매일 야채와 과일을 많이 먹고(야채과일즙 6컵) 30분씩 운동 해야 결석을 완전히 없앨 수 있다.

약이 되는
야채와 과일

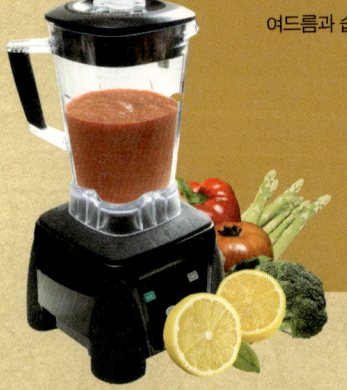

제대로 먹고 바르게 생활해야 건강하게
살 수 있다는 것은 내가 지금껏 강조한
사실이다. 병은 그릇된 식습관과 생활
습관 때문에 발생한다. 당뇨병과 비만
역시 올바르지 못한 식습관과 생활 습
관에서 비롯되는 것이다. 지금부터 현
대인에게 가장 흔한 만성 질환인 당뇨
병과 비만을 쉽게 개선할 수 있는 자연
치료법을 살펴보도록 하자.

약이 되는 야채와 과일

chapter 06

이렇게 먹어야 당뇨병을 고친다

우리 몸이 정상일 때 녹말이 들어 있는 식품을 섭취하면 이는 소화 과정을 거쳐 포도당으로 전환돼 에너지로 쓰인다. 이 과정에서 포도당은 췌장에서 분비된 인슐린에 의해 세포로 전달되어 혈중 포도당 함유량은 자연히 줄어든다. 그러나 당뇨병에 걸리면 인슐린이 부족해지기 때문에 포도당을 세포로 보낼 수없고 혈액에 당분이 남게 되어 혈당이 높아진다.

당뇨병은 '삼다증(三多症)'이라고 불린다. 많이 먹고(多食), 많이 마시고(多飮), 소변을 많이 보는(多尿) 증상이 나타나기 때문이다. 당뇨병 환자는 당분이 소변과 함께 나오면서 갈증을 느끼며, 당분을 잃어버렸기 때문에 어쩔 수 없이 몸속에 저장해 두었던 지방과 단백질로 부족한 에너지를 보충한다.

당뇨병 환자는 체내에 영양소가 부족하므로 허기를 자주 느끼고 결과적으로 폭식을 하게 되어 몸무게가 급격히 늘어난다. 이 같은 증상 외에도 시력 감퇴, 가려움증, 무기력증이 나타나며 쉽게 피로해진다. 초기에는 몸 상태가 이상하다고 느끼는 정도라서 당뇨병에 걸린 사실을 모르고 있다가 발에 생긴 상처가 낫지 않아서 검사를 받던 중 발병 사실을 알게 되는 경우도 있다. 면역력이 현저히 낮은 당뇨병 환자는 이와 같은 세균 감염에 특히 유의해야 한다.

당뇨병 환자는 이렇게 먹어라!

당뇨병은 어렵지 않게 개선할 수 있다. 부침, 볶음, 튀김류의 기름진 식사를 피하고 고기, 크림, 치즈, 피자, 초콜릿, 국수, 빵, 만두, 과자를 먹지 않으면 된다. 탄산음료, 설탕, 껌, 벌꿀 역시 금물이다. 당분이 많은 과일도 되도록 먹지 말아야 하지만 레몬, 블루베리, 구기자, 구아바, 뽕나무 열매(오디)는 가능하다. 흰쌀밥은 먹어도 된다.

그렇다면 당뇨병 환자는 무엇을 먹어야 당뇨병을 고칠 수 있을까? 여주, 오이, 호박, 근대, 콩꼬투리(강낭콩 등), 손바닥오이, 청미래덩굴 뿌리 등의 채소로 만든 샐러드와 발아콩(흰콩, 제비콩), 오곡 약간을 넣고 지은 콩밥을 먹는다. 이러한 식품은 혈당 및 인슐린 조절뿐만 아니라 식욕을 억제해주는 효과가 있으며 체중 감량에도 도움이 된다.

흰콩에는 가용성 섬유소가 많이 들어 있는데 가용성 섬유소는 아밀라아제를 결합시켜 녹말과 탄수화물로 분해되는 것을 막아 혈당을 낮춘다. 그리고 율무, 보리, 귀리, 메밀은 혈당 수치가 올라

근대

가는 것을 막는다. 따라서 야채샐러드를 발아된 콩류
와 함께 먹으면 더 큰 효과를 볼 수 있다.

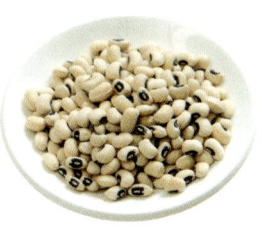

제비콩

   당뇨병에는 향신료가 효과적이다. 생강, 마늘,
고수, 세이지(약용 살비아라고도 불림), 월계수잎, 계
핏가루, 애기회향 가루, 정향 가루, 호로파 가루(카
레의 재료), 붓순 가루 등의 향신료는 혈액의 흐름을 원활하게 하고 혈당을 조절
하며 다이어트에 효과가 있다.

   향신료는 어떻게 사용해야 할까? 생강과 마늘은 채 썰거나 갈아서 쓰며 다른
향신료는 매일 반작은술 정도를 야채과일즙, 샐러드, 콩밥에 넣어 먹는다.

   호로파 가루와 애기회향 가루는 차로 만들어 마신다. 펄펄 끓는 물 1컵(150cc)
에 1작은술을 넣어 뚜껑을 닫고 5분 정도 뜸을 들인 후 뜨거울 때 하루에 4번
마시면 다이어트와 혈당을 떨어뜨리는 데 좋다. 야자유 역시 다이어트 효과가
있으며 몸무게 20kg당 1큰술씩 매일 아침 마신다.

TIP 당뇨병 유형

- 인슐린 의존성 당뇨병(IDDM)은 '1형 당뇨병'이라고 불리며 청소년에게서 흔히 나타난다. 1형 당뇨병은 몸에서 인슐린을 전혀 만들어내지 못하는 것이 특징으로 인슐린 주사를 맞지 않으면 급성 합병증인 당뇨병성 케톤산증에 빠질 수 있다. 당뇨병성 케톤산증은 신체에 필요한 에너지를 당이 아닌 지방에서 얻어 사용하는 과정에서 혈류 속에 산대사물이 지나치게 쌓이는 동시에 수분과 당이 손실되면서 발생하는 질환이다.
- 비인슐린 의존성 당뇨병(NIDDM)은 '2형 당뇨병'으로 과거에는 성인 당뇨병이라고 불렸다. 2형 당뇨병은 혈당을 낮추는 인슐린의 기능이 떨어져서 세포가 포도당을 제대로 연소하지 못하는 것이 특징이다.
- 임신성 당뇨병은 임신했을 때만 발생하는데 증세는 2형 당뇨병과 같다. 일반적으로 출산 후 혈당치가 정상으로 돌아온다.

당뇨병 치료에 효과적인 향신료와 음료

호로파 가루 – 혈당을 낮추며 다이어트에도 좋다

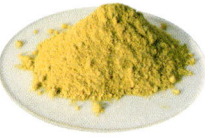

호로파 가루

호로파 가루에 함유된 식물내재영양소는 갈락토만난

(Galactomannan)이라는 섬유소로 점성이 높고 물에 잘

녹는다. 이 섬유소는 혈당을 낮추며 소화를 늦추고 허기를 줄여준다. 또한 대장

을 두껍게 만들어 혈당이 흡수되는 속도를 늦춰 혈당이 급속히 오르는 것을 막

는다. 게다가 인슐린이 원래 기능을 되찾도록 도우며 혈 지질을 낮춘다.

　호로파 가루에는 4-히드록시이소루이신(4-Hydroxyisoleucine)이라는 식물

내재영양소가 들어 있는데 이는 인슐린 분비를 자극하고 혈당치를 적절하게 유

지하며, 체지방을 줄이고 근육량을 늘리는 등 다이어트에 효과적이다.

마늘 – 피를 맑게 하며 소변의 당 함량을 줄인다　마늘은 혈중 노폐물과 콜레스테

롤을 없앤다. 또한 혈관을 확장하고 혈압을 낮추며 소변의 당 함량을 떨어뜨려

당뇨병을 예방한다.

애기회향 가루 – 1형 당뇨병 환자에게 꼭 필요한 식품이다　캐러웨이(Caraway)라

고도 불리는 애기회향(Cumin powder)은 혈당치를 적절하게 유지하며 인슐린

기능을 개선시켜 혈당을 낮춘다. 애기회향 가루와 씨는 파괴된 β세포(인슐린을

분비하는 췌장의 세포)를 회복시키기 때문에 1형 당뇨병 환자에게 꼭 필요한 식품

이다. 또한 암 예방에도 효과적이다. 요리나 과일즙에 1/2작은술 정도 넣는다.

계핏가루 – 혈당 신진대사를 촉진한다 계핏가루는 포도당의 신진대사를 조절한다. 계핏가루에는 폴리페놀류 식물내재영양소인 메틸하이드록시 캘콘 폴리머(Methylhydroxy chalcone polymer)가 들어 있다. 이 영양소는 지방 세포가 인슐린을 평소보다 20배 이상 더 잘 인식할 수 있도록 돕기 때문에 결과적으로 혈당의 신진대사를 촉진하여 당뇨병 환자의 혈당 수치가 균형을 유지할 수 있도록 해준다.

보통 하루에 계핏가루 1/4작은술을 요리나 과일즙에 넣는데 2번 정도 먹으면 효과를 볼 수 있다. 하지만 많이 먹는다고 빨리 낫는 것은 아니므로 적당히 먹어야 한다. 지나치게 많이 먹을 경우 몸에 열이 나거나 불편함을 느끼는 등 부작용이 일어날 수 있다.

정향 가루 – 인슐린 기능을 개선한다 요리를 하거나 과일즙을 만들 때 정향 가루 1/2작은술을 넣어 하루에 2번 먹는다. 이렇게 하면 인슐린 기능을 효과적으로 개선할 수 있고 혈중 포도당 함유량, 콜레스테롤 수치, 중성 지방 농도를 낮출 수 있다.

생강과 심황 – 당뇨병 환자의 위장 기능을 강화한다 생강 5조각을 매일 먹는다. 생강을 채소 요리, 야채과일즙, 오곡밥 또는 국에 넣으면 염증을 방지하고 콜레스테롤 수치를 떨어뜨린다. 또한 혈액 순환을 촉진하고 암 질환 발병률을 낮추며 당뇨병 환자의 위장 기능을 강화한다.

근대와 여주 – 췌장에 가해지는 부담을 줄여준다 근대(Beet)는 알칼리성에 가까우며 약재로 쓰인다. 근대는 옅은 자홍색과 옅은 녹색 두 가지 종류가 있는데 옅은 자홍색 근대는 맛이 쓰며 겨울에 먹는다. 반찬에 곁들이거나 약을 먹을 때에는 옅은 녹색이 좋다.

여주(Balsam pear)와 근대 모두 인슐린 기능을 하는 식물내재영양소가 들어 있어 혈당을 세포로 보내 췌장의 부담을 덜어준다. 일반적으로 매일 여주 3~4개씩을 먹고, 근대 10잎(붉은색 5개, 흰색 5개)을 하루걸러 먹으면 혈당이 정상으로 되돌아온다. 근대는 잘게 썰어 마늘즙 또는 과일과 함께 갈아 먹는다.

오이 – 혈당을 적절히 유지시키고 혈압을 낮춘다 오이에 들어 있는 식물내재영양소는 인슐린 기능을 개선해 혈당 수치를 적절하게 유지한다. 또한 혈압을 낮추고 체력 회복에도 도움이 된다. 오이는 하루에 4개 정도 먹는 것이 적당하다.

호박 – 인슐린 분비를 촉진한다 크롬은 체내 필수 원소로서 채소 중 호박에 함유량이 가장 많다. 몸에 크롬이 부족하면 고혈압, 당뇨병, 관상 동맥 질환이 발생할 수 있다. 크롬은 악성 종양을 억제할 뿐만 아니라 인슐린 분비를 촉진해 당뇨병 환자의 혈당을 떨어뜨리는 데 효과적이다.

호박 속의 사이클로프로피(Cyclopropy) 아미노산은 인슐린 분비를 촉진해 인슐린 수용체의 활동을 자극한다. 또한 포도당 효소를 만들어 포도당의 에너지 전환을 촉진해 혈당을 떨어뜨린다. 그 밖에도 호박 속의 팩틴은 허기를 달래주고 당뇨병과 합병증을 개선한다.

호박

콩꼬투리 – 변비와 다뇨(多尿) 치료에 효과적이다   콩꼬투리는 당뇨병 환자에게 주로 나타나는 변비와 다뇨로 인한 배변 장애를 개선하는 데 매우 좋은 식품이다.

당살초 – 혈당을 낮춘다   인도에서는 당살초(가가이모과잎)를 오래전부터 약초로 사용했다. 당살초(糖殺草)라는 이름이 의미하는 것처럼 혈당 저하 및 유지에 좋고 췌장의 β세포 재생을 돕는다. β세포는 인슐린을 만드는 세포로서 1형 당뇨병 환자의 구세주이다.

유기농 사과식초 – 당이 혈액으로 들어가는 속도를 늦춘다   유기농 사과식초에 들어 있는 올레인산은 지방의 소화를 돕고 탄수화물을 천천히 흡수하도록 하여 당분이 혈액으로 들어가는 속도를 늦춘다.

매일 식사 전에 사과식초 3큰술을 증류수 150cc(1컵)에 넣어 마시며, 하루에 2컵을 마신다. 마늘즙을 넣은 식초물은 다이어트에 특효약이다. 그러나 위궤양 환자는 사과식초를 1작은술만 넣고 천천히 2큰술로 늘린다.

증류수 – 체내에 누적된 독소를 배출한다   당뇨병 환자는 화장실에 자주 가기 때문에 물을 많이 마실 엄두가 나지 않는다. 그렇다고 물을 적게 마시면 안 된다. 화장실에 자주 갈수록 몸에 물이 부족해지기 때문이다. 당뇨병 환자는 평소 수분을 많이 섭취해 체내 독소를 내보내야 한다.

깨끗한 증류수를 매일 4컵씩 마시며, 물을 마실 때에는 천천히 한 모금씩 마셔야 체내에 흡수가 잘 된다. 한꺼번에 급히 마시면 흡수가 되지 않아 수분 부족으로 인해 피로감을 느끼기 쉽다.

유산소 운동으로 신진대사를 개선한다

유산소 운동은 당뇨병 치료에 가장 좋은 방법으로 호흡을 강화하고 신진대사를 활발하게 하며 혈당치를 정상으로 되돌려준다. 유산소 운동을 할 때에는 속도를 천천히 높이는 것이 원칙이다. 처음에 가볍게 시작해야 몸에 부담이 적다.

매일 30분씩 빠르게 걸으면 혈액 순환 개선, 혈 지질 균형 유지, 중성 지방 저하의 효과가 있으며 중풍 예방에도 좋다. 또한 당뇨병 환자의 혈당 균형을 유지해주기 때문에 유산소 운동을 해도 어지럼증으로 넘어지는 일은 없다. 그 밖에 자전거 타기, 등산, 수영도 좋으나 역시 가장 간단하고 효과적인 운동은 빠르게 걷기이다.

운동을 하면 몸에 기운이 생기고 체력도 키울 수 있다. 근지구력도 강해지고 피로와 관절염도 없어진다. 또한 기억력이 좋아지고 독서 집중력도 강화되며 숙면을 취할 수 있어 병에 잘 걸리지 않는다. 특히 햇볕 아래에서 빨리 걸으면 콜레스테롤이 비타민 D_3로 바뀌어 골다공증을 예방할 수 있다.

운동을 하면 몸속 독소와 노폐물을 배출할 수 있다. 독소를 빨리 내보낼수록 건강을 빨리 되찾을 수 있다는 점을 잊지 말아야 한다.

야채과일즙 6잔으로 비만으로부터 해방된다

인류가 최초로 생겨났을 때 인류의 주식은 주로 곡류와 채소, 그리고 과일이었다. 하지만 대홍수 이후 먹을 것이 부족해져 고기를 먹게 되면서 고열량의 동물성 에너지원을 섭취할 수 있었다. 인간이 활동하면서 에너지를 소비한 후 남은 열량은 지방으로 축적됐고, 먹을 게 없을 때는 지방을 에너지로 사용했다. 지금도 우리 몸은 남는 에너지를 지방으로 전환해 축적한다.

그러나 현대인들은 과도하게 많은 열량을 섭취해서 비만의 위험이 높아지고 있다. 아침에 샌드위치나 햄버거를, 점심에는 편의점에서 가공식품이나 라면을, 저녁에는 불고기를 먹는다. 식사 중간에는 차나 간식을 즐기고 사이다나 설탕이 들어간 음료를 마신다.

이처럼 고열량 식품을 오랫동안 섭취하고 운동마저 게을리하면 결국 건강을 해치게 된다. 야채, 과일, 그리고 곡류 중심에서 고기, 가공식품 중심의 식습관으로 변화하면서 우리의 체형도 변했다. 그리고 이는 건강에 치명적인 악영향을 미치고 있다. 그러기에 야채과일즙을 마셔서 신진대사를 개선하는 것이 중요하다. 야채과일즙을 통해 현대인의 식습관 문제를 해결할 수 있으며 이를 통해 건강한 체형으로 돌아갈 수 있다.

체질량 지수가 25를 넘어서면 병에 걸리기 쉽다

비만의 판단 기준은 세계보건기구가 정한 체질량 지수(BMI, Body Mass Index)를 따른다. 체질량 지수란 몸무게(kg)를 키(m)의 제곱으로 나눈 것으로 이상적 수치는 22이다. BMI가 25 이상이면 비만을 의심해봐야 한다(한국의 경우, 보건복지가족부의 「2007 국민건강영양조사」 자료에 따르면 최근 10년 동안 BMI가 30 이상인 고도 비만 환자가 2배가량 급증한 것으로 나타났음—편집자 주).

비만은 엄밀히 말하면 체내 지방이 많은 것이다. 몸무게가 표준일 때 남성은 체지방이 12~20%, 여성은 20~30%가 정상이다. 즉, 건강하려면 체내 최저 지방량이 남성은 3%, 여성은 10~12%는 되어야 한다. 수치가 너무 높으면 비

성인 BMI 기준표

구분	BMI	허리둘레
저체중	BMI 〈 18.5	남 〈 90cm
정상	18.5 ≦ BMI 〈 25	여 〈 80cm
과체중	25 ≦ BMI 〈 30	남 ≧ 90cm 여 ≧ 80cm
경도 비만	30 ≦ BMI 〈 35	
비만	35 ≦ BMI 〈 40	
고도 비만	40 ≦ BMI	

출처 : 세계보건기구

만이지만 너무 낮아도 건강하지 않은 것으로, 체질량 지수가 낮은 여성의 경우 월경이 멈추기도 한다.

최근 대만인을 대상으로 조사한 결과 BMI가 24를 넘으면 대사 증후군이 많이 발생하는 것으로 나타났다. 대사 증후군이란 바로 삼고일비(三高一肥)로 '삼고(三高)'는 고지혈증, 고혈압, 고혈당을, '일비(一肥)'는 비만을 뜻한다.

BMI가 높으면 비만 관련 질환의 발병률도 높아진다. 당뇨병, 고혈압, 심장병, 고지혈증이 대표적인 비만 관련 질환이다. 비만과 불임도 BMI가 25 이상인 여성에게서 더 많이 나타나며, 이런 여성들은 난자도 건강하지 못해 정상적인 배란이 어렵다. 비만인 남자는 정자 수가 적고 정자의 활동력도 떨어진다.

BMI가 표준 수치를 넘는다면 식습관과 생활 습관을 바꾸고 운동량을 늘려야 한다. 허리 사이즈가 남성은 90cm를, 여성은 80cm를 넘으면 내장에 지방이 많이 쌓이게 되는데 이는 신장 질환 등 여러 가지 질병의 원인이 된다.

비만의 원인은 무엇인가

비만의 원인은 정말 간단하다. 바로 기초 대사율이 낮고 활동량이 적으며 지방 세포의 수가 많기 때문이다. 과학적으로 보면 비만은 우리가 섭취한 열량이 소비한 열량보다 많기 때문에 발생한다. 이외에도 유전적, 생리적, 심리적 요인이 그 원인일 수도 있고 주변 환경도 비만에 영향을 미칠 수 있다.

음식으로 인해 생기는 비만은 십중팔구 야채나 과일과 거리가 먼 가공식품, 햄버거, 감자튀김, 치킨, 도넛, 콜라와 같은 식품을 먹기 때문이다. 이러한 식품은 기본적으로 단백질이 부족하고 혈압 저하를 돕는 올레산, 아미노산, 비타민 B_1, B_2, B_3 등 미네랄이 부족하다. 우리 몸은 각종 영양소와 비타민 B_1, B_2, B_3가 충분해야 음식물을 분해할 수 있다. 소화되지 않은 음식물은 장에 쌓여 결국 몸무게를 늘린다.

우리 몸의 신진대사는 갑상선이 조절하는데 여기에는 요오드가 필요하다. 일단 요오드가 부족하면 신진대사가 느려지고 요오드 결핍이 지속되면 우리 몸은 영양 부족을 느낀다. 그래서 계속 '배고프다'는 신호를 대뇌에 전달해 먹는 것을 멈출 수 없게 된다. 결국 먹고 남은 에너지는 지방으로 바뀌고 그 결과 몸무게는 늘어난다.

비만은 중풍과 심장병을 초래한다

의학적 관점에서 비만은 수많은 합병증을 일으키는 만성 질환으로서 적극적으로 예방하고 치료해야 한다. 허리 사이즈가 남성은 90cm, 여성은 80cm를 넘으면 내장에 지방이 많이 축적돼있는 것으로, 겉으로 보이는 지방보다 피하지방이 사실은 더 위험하다.

비만은 서서히 끓는 물 안에 들어간 개구리와 같다. 개구리가 점점 따뜻해지는 물에 적응하는 동안 자신도 모른 채 죽어가는 것처럼, 몸무게가 점점 불어날 수록 만성 질환도 가까이 다가온다. 통계에 따르면 비만은 당뇨병, 심장병, 고혈압, 통풍, 신장병, 천식, 관절염, 하지정맥류, 고지혈증 등 여러 가지 합병증을 유발한다.

더욱 심각한 것은 비만이 수명까지 단축한다는 사실이다. 대만의 경우 45세 비만 남성의 10%가 같은 나이의 정상 체중 남성에 비해 수명이 4년 단축되며, 일본의 경우 비만인 사람의 사망률이 정상인보다 27.9% 높은 것으로 나타났다.

또한 비만은 관절에 부담을 주고 요통을 일으키며 등도 아프게 한다. 그뿐 아니라 비만 환자는 쉽게 넘어지기 때문에 골절이 생길 확률도 높다. 혈 지질이 높으면 고혈압, 고지혈증, 고콜레스테롤을 유발하며 중성 지방이 많이 쌓일 경우 중풍과 심장병을 일으킨다.

비만에서 해방되려면 간식으로 견과류를 먹고 규칙적으로 운동하라

다이어트는 신진대사를 정상으로 되돌리는 작업이다. 우선 매일 야채과일즙 6컵을 마신다. 야채과일즙 2컵으로 아침식사를 대신하고 점심식사 전에 1컵, 점심식사와 저녁식사 사이에 2컵, 저녁식사 전에 다시 1컵을 마신다. 이렇게 필수 영양소를 섭취하여 남은 영양분을 분해하고 독소를 내보낸다.
그리고 수분을 충분히 섭취해 신진대사를 활성화하고 되도록 증류수를 마셔 독소를 내보낸다. 대변은 매일 3~4번은 봐야 한다. 화장실에 자주 못 가면 처음부터 야채과일즙에 섬유 가루를 넣어 먹는다.

식단을 바꾸는 것이 두렵고 배고픈 게 싫다면 견과류를 식사 중간에 먹는다. 생잣에는 피놀렌

다이어트를 시작할 때부터 야채과일즙에 섬유 가루를 넣어 배변을 돕도록 한다.

산이 들어 있어 식욕 억제에 효과적이다. 물론 적당한 운동도 다이어트의 필수 조건이다. 매일 경보와 같은 운동을 30분씩 하면 에너지도 빨리 쓸 수 있으며 지방이 쌓이는 것도 막을 수 있다.

다음은 비만과 그로 인한 합병증으로 고생하던 한 여성의 이야기이다. 각종 다이어트 요법을 시도했지만 살을 뺄 수 없었던 그녀도 야채과일즙으로 다이어트에 성공할 수 있었다.

몸무게가 90kg이 족히 되어 보이는, 플로리다에 사는 한 여성이 나를 찾아왔다.

"선생님, 제발 도와주세요. 정말 다이어트를 하고 싶어요. 제가 2형 당뇨병을 앓고 있는데 고혈압에 심장 박동도 불규칙하고, 콜레스테롤 과다에 무릎 관절염까지 있어요. 어느새 합병증도 생겼어요. 약을 오랫동안 먹었지만 나아지지 않아요. 얼마 전에 유방 검사를 했는데 악성 종양이 생겨서 무릎 수술과 함께 유방 수술까지 받게 됐어요."

그녀의 설명을 다 듣고 나서 물었다. "수술을 하고 싶습니까?"

그녀는 민망한 듯 말했다. "수술하고 싶지 않아요. 별의별 다이어트도 다 해보고 다이어트 식품도 먹어봤는데 효과가 별로 없더라고요. 요요현상도 왔죠. 그러던 중 제 동료가 선생님 환자인데 매일 야채과일즙을 먹으라고 하더라고요. 그 친구 역시 야채과일즙이랑 운동으로 살을 뺐어요. 정말 부러웠어요."

잠시 쉬었다가 그녀는 다시 말을 이어갔다. "그 친구가 강력히 권해서 비행기 타고 여기까지 오게 되었는데 저 좀 도와주세요. 수술은 정말 하고 싶지 않아요." 그녀의 얼굴에서 절박함이 느껴졌다.

"먼저 왼쪽 양말과 신발을 벗어보세요." 힘들게 신발을 벗은 그녀에게 말했다. "갑상선 기능이 너무 떨어졌어요. 다른 의사가 갑상선 수치를 검사한 적 있나요?"

그녀는 얼른 대답했다. "네, 그런데 의사가 제 갑상선 수치가 4.1로 정상이라고 했어요."

나는 그녀에게 설명했다. "네, 서양 의학에서는 갑상선 수치가 0.45~5.5이면 모두 정상으로 간주하지만 자연치료법에서는 1을 넘으면 정상이 아니라고 봅니다. 그런데 이미 4.1이니 신진대사가 제대로 이루어질 리가 없지요."

그녀는 다 듣고 나더니 놀란 표정을 지었다. 그래서 그녀에게 말했다. "제 지시에 따르실 건가요?" 그녀는 고개를 세차게 끄덕거렸다.

나는 그녀에게 일일이 설명해주었다. "우선, 하루에 야채과일즙 6컵을 2시간마다 1컵씩 마시세요." 이어서 그녀의 혈액형도 물었다. "점심과 저녁은 샐러드로 배를 채우고 O형이니까 일주일에 생선찜 3번, 달걀 2번을 먹되 생선찜은 1회에 60g 이상을 먹으면 안 됩니다. 달걀은 한 번에 한 개씩 먹고 노른자와 흰자를 모두 먹되 생선찜과 달걀은 같이 먹지 마세요."

허기질 것을 염려해 보충 설명을 했다. "매일 저녁 샐러드를 먹고 나서 발아된 제비콩, 현미, 메밀, 작은 크기로 썬 호박, 마늘 10쪽, 생강 10조각, 심황 가루 1작은술, 애기회향 가루 1작은술, 호로파 가루와 고수 약간을 모두 넣고 밥을 해서 드세요. 제가 말씀 드린 내용을 빠짐없이 기억하세요. 매일 활성수 300cc 1컵을 마시는데 갑상선에 좋은 천연 영양소(포도씨 추출물, 비타민 E, 알로에베라가 대표적임)와 코큐텐 3알을 하루에 3번 복용하세요."

식단 외에도 갑상선과 유방암의 관계, 그리고 무릎 통증을 완화시키는 방법 등을 알려주었다. 매일 40분 정도 경보를 하는 것도 좋다고 일러주었다. 그녀는 기쁜 마음으로 집으로 돌아갔다.

8개월 후 그녀로부터 전화가 왔다. "선생님, 정말 신기해요! 몇 십년 된 통증이 싹

가셨어요. 의사 선생님도 매우 놀랐어요. 다시는 약을 먹지 않아도 된대요. 가장 신기한 것은 유방에 있던 악성 종양이 없어다는 거예요. 의사도 기적이라고 하네요." 그녀는 쉬지 않고 말했다. "지금 키가 175cm에 몸무게는 68kg 정도예요. 마른 편이죠. 그렇지만 마른 느낌도 좋고 아무튼 지금 저는 무척 만족스러워요. 선생님이 알려주신 식단대로 매일 먹고 있고 경보도 매일 40분씩 하고 있어요. 정말 감사합니다. 새 옷을 사는데 돈이 너무 많이 들어서 탈이지만 정말 감사합니다."

누구나 식단을 바꾸기만 하면 건강을 되찾을 수 있다. 이렇게 간단하고 가치 있는 일이 또 있을까!

다이어트의 3원칙

다이어트에 있어 가장 중요한 세 가지는 바로 음식, 운동, 마음이다. 적절한 식이요법을 통해 불균형 상태에 있는 몸을 균형 상태로 전환시키고, 운동을 통해 신진대사를 활성화시키며, 긍정적인 마음으로 만병의 근원인 스트레스를 없애야 한다. 이 세 가지 요소가 충족될 때만이 건강한 다이어트가 이뤄질 수 있다.

우선 다이어트를 할 때에는 부치거나 튀기거나 볶는 조리법으로 만든 요리는 먹지 않는다. 또한 가공식품은 최대한 적게 먹어야 한다. 가공식품은 섬유소가 부족할 뿐 아니라 고열량 식품으로서 다이어트의 적이다. 더구나 육류와 어류는 호르몬을 주입해 성장을 촉진시켰을 수도 있기 때문에 동물성 단백질을 많이 먹게 되면 몸에 불필요한 호르몬이 유입될 수 있다. 다양한 야채와 과일을 섭취해 몸속 독소를 배출하고, 열량이 적은 음식을 섭취하는 것 역시 중요하다.

다이어트에 효과적인 밥, 국, 그리고 샐러드를 소개하고자 한다. 다이어트할 때는 밥에 향신료를 넣는다. 첫 번째로 흰쌀밥 대신 오곡밥을 먹는다. 그리고 발아콩, 현미, 생강, 심황 가루, 호로파 가루, 마늘, 고수를 전기밥솥에 넣고 밥을 짓는다. 생강, 심황 가루, 호로파 가루, 마늘, 고수는 모두 식물내재영양소가 들어 있어서 면역력과 자가 치유력을 높여준다.

국은 우리가 일반적으로 먹는 국이 아닌 다이어트용 국을 먹어야 한다. 우선 연어 머리, 연어 꼬리, 김, 미역 또는 갈색 해조류, 파인애플, 토마토, 싹채소, 고수, 계핏가루, 채 썬 생강, 마늘, 애기회향 가루 또는 호로파 가루를 준비한다. 재료는 개인 취향에 따라 양을 조절해 넣을 수 있다. 증류수나 활성수 2,000cc도 준비한다. 조리법은 간단하다. 큰 냄비에 연어 꼬리와 머리를 먼저 넣고 김, 미역 또는 갈색 해조류, 파인애플, 토마토, 싹채소를 넣는다. 여기에 물을 붓고 조미료를 넣어 큰 불에서 45분 정도 끓이면 다이어트용 국이 완성된다.

식사 때나 간식 때 먹는 샐러드를 만드는 것은 그리 어렵지 않다. 다양하고 신선한 유기농 채소와 약간 발아된 콩을 준비한다. 감자, 고구마는 넣지 않는다. 과일은 딸기나 블루베리, 구기자같이 시거나 달지 않은 것으로 준비한다. 동물성 단백질 섭취는 일주일에 2~3번이 적당하다. 작은 정어리 2마리나 조미료를 넣지 않은 생선찜과 연어찜, 또는 삶은 달걀 2개를 먹는다. 드레싱은 생강즙, 심황 가루, 마늘즙, 호로파 가루, 애기회향 가루, 아마씨 가루, 참깨 가루, 꿀벌화분, 약간의 해염수, 레몬즙 또는 유기농 사과식초, 올리브유와 야자유로 만든다.

위의 재료와 조미료를 샐러드 접시에 놓고 섞은 후 잘게 씹어 천천히 삼켜 먹는다. 천천히 씹어 먹어야 섬유소를 더 많이 흡수할 수 있으며 식물내재영양소가 분해될 수 있다. 이와 더불어 하루 30분의 유산소 운동으로 신진대사를 활성화하고, 긍정적인 마음가짐으로 스트레스를 날려버릴 수 있다면 다이어트에 더이상 좋을 수 없다.

여드름과 습진, 야채와 과일로 없앨 수 있다

초콜릿과 커피는 여드름의 적이다

여드름은 청소년기에 많이 나타나는데 가끔씩 30~40세의 성인에게도 나타난다. 청소년기에 붉고 동그란 여드름이 나는 이유는, 이 시기에 호르몬이 많이 분비되어 피지선 분비량이 증가하면서 피지와 각질이 모공을 막아 지방과 노폐물이 배출되지 못한 채 산화되거나 세균으로 인한 염증이 생기기 때문이다. 또한 여드름은 내분비 체계가 균형을 잃거나 위가 안 좋아도 생기며 변비, 정서 불안, 스트레스 과다가 원인이 되기도 한다. 그리고 밤을 새우거나 피부가 깨끗하지 못해도 여드름이 생긴다.

식품 역시 여드름을 생기게 하는 주요 원인이다. 초콜릿, 커피, 콜라, 치킨, 닭강정, 크림, 직화구이, 기름에 튀긴 음식, 치즈와 인공 색소가 첨가된 식품, 향료, 당분이 많은 식품은 지방과 내분비 계통의 불균형을 가져와 여드름을 악화시킨다.

야채과일즙으로 비타민 B군을 섭취해야 습진이 사라진다

습진은 일종의 피부 염증으로 아이들에게 자주 나타나고 성인의 경우 증상은 더 심각하다. 습진은 재발률이 높기 때문에 완치가 어렵다. 일반적으로 스트레스와 정서 불안으로 인해 습진이 생기는 것이므로 가벼운 운동, 좌선, 자전거 타기로 스트레스를 해소하는 것이 좋다.

습진이 있는 사람은 술이나 자극성 음식, 초콜릿, 땅콩사탕, 유제품(우유, 치즈, 버터, 크림, 아이스크림, 요구르트 등), 튀긴 닭은 절대 피해야 한다. 습진에는 야채와 과일이 가장 좋은 음식으로, 이로부터 비타민 B를 보충해야 한다.

또한 너무 뜨거운 물로는 목욕하지 말고 비누나 목욕 용품도 되도록 사용하지 말아야 한다. 숙면을 취하고 공공장소나 너무 더운 곳에도 가지 않는 게 좋다. 옷은 통이 크고 땀을 잘 흡수하는 재질이 좋다. 물은 하루에 최소 6~8잔을 천천히 마시고 3~4차례 대변을 보는 것도 잊지 않도록 한다.

여드름과 습진 환자는 야채와 과일을 먹어라

여드름과 습진을 치료하려면 야채와 과일을 많이 먹는 것이 좋다 매일 야채과일즙 8컵을 마시고 샐러드 두 접시를 먹는다. 하루에 섬유 가루를 3번 먹고, 3번의 배변으로 독소를 내보내면 여드름과 습진으로부터 자유로워질 수 있다. 아래 음식을 한꺼번에 먹을 필요는 없다. 예컨대 싹채소, 셀러리, 무, 블루베리, 딸기를 먹었으면 다음 날은 다른 야채를 먹어도 된다.

채소 – 녹색 또는 자주색 양배추, 당근, 붉은 근대뿌리, 셀러리, 대황, 상추, 싹채소, 토마토, 옥수수, 시금치 등

과일 – 블루베리, 딸기, 사과, 파인애플, 키위와 같이 시거나 단 과일

조미료 – 채 썬 생강, 마늘즙, 고수, 바질, 심황 가루

해산물 – 해산물을 주식으로 한다. 조미료를 첨가하지 않고 찐 연어 또는 심해어류, 물에 삶은 정어리, 고수를 잘게 썰어 함께 먹는다.

육류 – 조미료를 넣지 않고 찐 유기농 살코기나 유기농 고깃국을 먹는다. 유기농 달걀은 이틀에 한 번 삶아서 완숙으로 먹는다.

기타 – 아몬드, 호박, 해바라기, 잣, 아마씨, 참깨, 현미, 귀리 중 선택해서 하루에 반 컵을 먹는다. 아마씨 가루, 참깨 가루(검은깨 또는 흰깨), 레시틴을 각각 2큰술씩 야채과일즙이나 샐러드에 넣는다. 구기자는 물에 5분 정도 담근 후 먹는다. 유기농 사과식초, 레몬즙, 엑스트라 버진 올리브유, 아마유 또는 야자유를 각각 2큰술씩 넣어도 된다.

여드름과 습진 치료를 방해하는 식품

- 맵고 자극적인 음식

- 알코올, 카페인 함유 식품(커피, 차), 콜라, 사이다 등

- 우유, 치즈, 크림, 피자, 아이스크림, 요구르트, 초콜릿 등의 유제품

- 국수, 설탕, 빵, 만두, 과자, 설탕에 절인 과일, 케이크 등 가공식품

- 햄, 핫도그, 소금에 절이거나 훈제하여 말린 고기, 소시지 등 가공된 육류

- 부침, 튀김, 볶음 등 기름기 있는 음식, 튀긴 빵, 감자튀김, 치킨,
  닭강정, 햄버거 같은 패스트푸드

- 조개류

- 호르몬이 주입된 육류

chapter **07**

내 몸에 맞는
야채과일즙

나는 건강을 위해 30년 동안 자연양생을 게을리하지 않았다. 매일 야채과일즙 6컵을 마시고, 매일 아침 소금을 약간 넣은 미지근한 활성수 500cc를 마신다. 그리고 혈액형에 맞는 식품을 먹는다. 또한 적당한 운동을 하고 올바른 생활 습관을 가짐으로써 어렵게 찾은 건강을 지키고 삶의 활력을 유지하고 있다. 이제 여러분도 자신의 건강 상태나 질병에 맞게 야채과일즙을 섭취함으로써 건강을 되찾기를 바란다.

내 몸에 맞는 야채과일즙

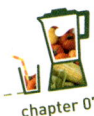

내 나이 70세가 다 돼가지만 유기농 음식과 야채과일즙 덕분에 주위 사람들이 스무 살은 젊게 본다. 지금부터 건강을 되찾고 다시 젊어질 수 있는 비결을 공개하고자 한다.

나는 아침에 일어나자마자 제일 먼저 활성수 500cc에 해염수 1/4작은술을 넣어 마신다. 이는 림프선과 소화 기관을 깨끗하게 청소하고 배변을 돕는다. 그리고 매일 3마력의 믹서에 야채과일즙 6잔을 갈아 마신다.

야채과일즙에 들어가는 모든 재료를 준비하는 것이 쉬운 일은 아니다. 그렇지만 이렇게 재료를 모두 준비해 야채과일즙을 만들어야만 질병을 고치고 예방할 수 있음을 명심해야 한다. 아래와 같이 야채과일즙과 야채샐러드를 하루도 거르지 않고 매일 섭취해 건강을 지키고 있다.

채소류 – 토마토 2개, 당근 2개, 붉은색 근대뿌리 1개, 셀러리 2대, 아스파라거스 4대, 어린 시금치 1단, 옥수수 1개, 붉은 양배추 2잎

향신류 – 심황 5cm(엄지손가락 길이), 마늘 1쪽, 고수 5~6잎, 파슬리 5~6줄기, 애기회향 가루 1/4작은술, 계핏가루 1/4작은술, 후추 5~6알

씨류 – 아마씨 2작은술, 참깨 2작은술(흰깨나 검은깨), 호박씨 2작은술, 아몬드 4~5알, 호두 5알

과실류 – 구기자 3큰술, 신선한 블루베리 반 컵, 토막 낸 키위 2컵(사과 1개, 오렌지 1개, 흑포도 반 컵으로 대체 가능)

물 – 활성수 2컵 반

기타 식품 – 달걀노른자 2작은술, 꽃가루 2작은술, 해염수 1/2작은술, 클로렐라 15알

위 재료들을 믹서에 넣고 신선한 야채과일즙을 만든다. 아침식사로 2컵, 점심식사 한 시간 전에 1컵, 오후에 2컵, 저녁식사 한 시간 전에 1컵을 마신다. 점심 메뉴로는 야채샐러드를 만들어 먹는다. 후추는 저혈압에 좋은 음식이므로 고혈압 환자는 넣지 않아도 무방하다. 씨류는 기력을 보충해주고 과실류는 배변을 돕는 효과가 있다.

야채샐러드에는 먼저 토마토 1개, 당근 1개, 근대뿌리 1개, 녹색이나 붉은색 알팔파(자주개자리) 싹, 발아콩류, 옥수수알, 어린 시금치, 콜리플라워, 상추, 생강, 다진 마늘, 다진 바질, 고수, 박하잎 등 신선한 과일과 채소에 레몬즙(유기농 사과식초도 가능)과 올리브유 2~3작은술, 야자유 2큰술을 넣고 참깨 가루와 아마씨 가루 각각 2작은술, 으깬 노른자 2작은술, 꽃가루 2작은술과 함께 버무린 뒤

해염수나 간장 1/4작은술을 떨어뜨린다. 마지막으로 구기자 3큰술을 넣는다.

가끔은 딸기나 키위, 사과로 샐러드의 맛을 돋우거나 정어리나 연어를 얹어 먹기도 한다. 달걀은 일주일에 3번 이상 먹지 말고 특히 생선 샐러드에는 달걀은 넣지 않는다(앞에서 언급했듯 생선과 계란은 같이 먹지 않는다). 생선 샐러드도 일주일에 3번 이상은 먹지 말아야 하고 생선은 한 번에 60g 이상은 먹지 않는다. 점심식사를 마치면 30분 정도 가볍게 산보를 하고 집에 와서 30분 쉰다.

이쯤 되면 독자 여러분은 나의 저녁 야채샐러드가 궁금할 것이다. 저녁 샐러드도 점심과 크게 다르지 않다. 다만 동물성 단백질 섭취를 줄이고 발아콩, 현미, 찹쌀, 흑찹쌀, 생강, 마늘 6~7쪽, 고수 1줌, 호박, 고구마를 넣고 밥을 짓는다. 배가 고프지 않으면 저녁밥 대신 아몬드, 호박씨 1온스(약 30g), 호두 등 견과류를 먹는다.

특히 오전 10시, 오후 2시, 저녁 7시에는 반드시 챙겨 먹는 것이 있다. 바로 천연 섬유 가루이다. 섬유 가루는 위와 장에 있는 독소를 내보내며 변비 예방에 탁월한 효능이 있다. 천연 성분으로만 이뤄진 분말을 써야 하며 약국이나 슈퍼마켓에서 쉽게 구입할 수 있다.

이 장에서는 전반적인 신체의 건강, 암, 심혈관, 뇌혈관, 호흡 기관, 소화 기관, 당뇨병 등 7가지 테마로 나누어 24가지 야채과일즙을 소개하고자 한다. 다음과 같은 원칙에 따라 재료를 선택해 매일 야채과일즙을 먹는다면 큰 효과를 얻을 수 있다. 책에서 제시하는 야채과일즙 재료를 참고해 식물내재영양소도 흡수하고 건강도 원기도 모두 되찾기 바란다.

섬유 가루

야채과일즙, 이것만 알면 쉽게 만든다

　이번 장에서 소개할 야채과일즙은 여러분이 일상생활에서 건강도 챙기고 각종 질병을 치료하는 데 효과적이다. 야채과일즙마다 10종류 이상의 재료가 들어가지만 겁먹을 필요는 없다. 만약 병을 앓고 있는 사람일 경우 책에서 제시하는 재료를 모두 넣어 효과를 보는 것이 중요하겠지만, 그렇지 않은 경우에는 몇 개의 재료로 시작할 수 있다.

　건강을 위해서는 토마토, 당근과 근대뿌리는 꼭 있어야 한다. 기타 재료는 자신의 건강 상태를 고려해 24가지 야채과일즙 재료 중에서 선택할 수 있다. 예를 들어 폐를 튼튼하게 하고 싶다면 토마토 당근, 근대뿌리 외에 흑포도, 마늘, 고수나물, 박하잎 등 폐에 좋은 재료를 추가하면 된다. 아마씨와 깨는 건강을 챙기는 일반인과 환자 모두에게 필요한 재료이므로 넣는 것이 좋다.

　24가지 야채과일즙은 24가지 목적이 있다. 그러므로 마음대로 재료를 바꿔 넣으면 안 되며 임의로 재료를 선택할 경우 효과에 영향을 줄 수 있다.

　야채과일즙을 만들 때 다음 페이지에 소개하는 Q&A만 알면 야채과일즙을 보다 쉽게 만들 수 있다. 야채과일과 관련한 유의사항, 믹서 선택법 및 사용법, 활성수를 만드는 방법 등 야채과일즙을 만드는 데 실제적으로 필요한 내용이 담겨 있으므로 야채과일즙을 만들기 전에 꼭 숙지하길 바란다.

Q&A

01   야채와 과일을 즙으로 만들어 먹어야 하는 이유가 있나요?   ···

채소와 과일에 함유되어 있는 식물내재영양소는 면역력과 자가 치유력을 높이는 데 탁월한 효과가 있다. 식물내재영양소는 주로 식물의 껍질, 뿌리, 줄기, 씨에 분포되어 있는데 잘게 갈아야 질병 예방과 치료에 효과적인 영양소들이 분해되면서 우리 몸에 충분히 흡수될 수 있다.

02   매일 먹는 양이나 재료들을 바꿔도 효과가 있나요?   ···

더 마시나 덜 마시나 효과에 큰 영향을 주지는 않는다. 단, 토마토와 당근, 근대뿌리는 항상 먹도록 한다. 레시피에 있는 재료들을 다 넣으면 좋겠지만, 여의치 않은 경우에는 토마토, 당근, 근대뿌리만 넣어도 된다. 하지만 각각의 재료가 제공하는 영양소들을 공급 받을 수 없으니, 확실한 효과를 위해서는 가능한 한 재료를 모두 넣는 것이 좋다.

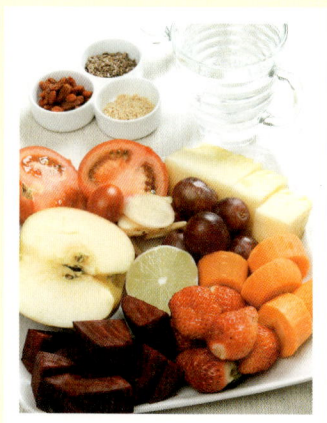

일반인의 경우 물로 야채과일즙을 만들어도 된다. 하지만 환자는 활성수를 사용하면 영양소를 빠르게 흡수하고 체내 pH 균형을 유지하며 미네랄도 흡수할 수 있다. 또한 활성수는 세포의 정화 작용을 도우며 독소도 배출하는 효과도 있다.

03 항암 화학치료 단계나 회복기에 있는 암 환자도 야채과일즙을 마셔도 되나요? 마셔도 된다면 어떻게 마시는 게 좋나요?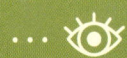

야채과일즙은 화학치료 단계나 회복기에 먹어야 면역력과 자가 치유력을 극대화 시켜 완치를 앞당길 수 있다. 특히 껍질과 씨를 먹을 수 있는 유기농 과일과 야채 를 먹어야 식물내재영양소를 충분히 흡수하고 독소를 배출할 수 있다.

화학치료를 받는 환자는 6컵을 10~12회로 나누어 30분~1시간 동안 반 컵씩 천 천히 마시고, 회복기에 있는 환자는 1컵을 2시간 동안 천천히 들이키고 하루 6컵 이상을 마신다. 노인의 경우 겨울철에는 따뜻하게 데워 마셔도 좋다.

04 계량 환산은 어떻게 하나요?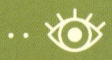

1 컵＝250cc＝8 oz

1 작은술(티스푼)＝5 cc＝5 g

1 큰술(테이블스푼)＝3 작은술＝15cc＝15g

05 야채와 과일은 어떤 것을 고르나요?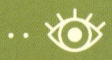

안전하고 신선한지 확인해야 한다. 농약, 중금속, 성장 촉진제를 쓰지 않은 것, 기 생충에 오염되지 않은 것, 윤기가 흐르고 줄기와 잎이 청록색을 띠면서 촉촉한 것 을 고른다.

책에서 언급된 야채와 과일, 기타 재료는 어디서 구할 수 있나요? · · ·

일반 슈퍼마켓이나 친환경 마트, 유기농 식품 매장, 채소 가게, 인터넷 유기농 제품 쇼핑몰에서 구할 수 있으며 되도록 유기농 제품을 구입하도록 한다.

구입한 야채와 과일은 어떻게 씻나요? · · ·

물에 소금 3큰술과 레몬즙 1~3방울을 떨어뜨리고 40분간 담가놓은 뒤 흐르는 물에 씻는다. 단, 소금과 레몬즙의 양은 야채와 과일의 양에 따라 조절한다(한국 식약청에서는 용기에 물을 넣고 채소를 한꺼번에 넣어 손으로 저으면서 세척하는 담금물 세척법을 추천하고 있음–편집자 주).

어떤 믹서를 써야 하나요? · · ·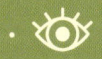

고온에 강하고 모터가 3개 이상인 믹서를 고른다. 현재 시중에는 3.5마력짜리 믹서까지 나와 있는데 나중에 4개 이상의 모터가 달린 믹서가 나올 것이다. 최소 3마력의 믹서를 구입하고 가능한 한 가장 강한 마력을 지닌 믹서를 고르도록 한다. 마력이 높을수록 섬유소 입자가 잘게 분해되고 또 섬유소 입자가 작을수록 식물내재영양소가 몸속 세포에 잘 흡수된다.

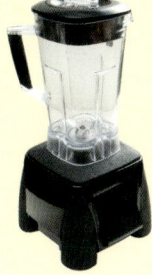

믹서가 3마력인지 어떻게 알 수 있나요?   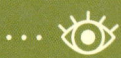

1마력은 약 735와트로 3마력 이상의 믹서는 2,200와트 이상이 되어야 한다. 하지만 3마력 이상의 믹서가 1,500와트인 경우도 있어 와트로만 3마력 여부를 판단해서는 안 된다. 구매시 믹서가 3마력 이상인지 판매원과 꼭 상담하도록 한다.

※198페이지의 믹서 판매처 정보를 참고하시기 바랍니다.

10

믹서를 얼마나 돌려야 하나요?   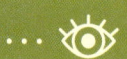

처음 30초 돌린 후, 저속으로 10초, 고속으로 60초 돌리고, 다시 저속으로 10초 돌리면 된다. 재료를 더 섞을 때에도 이와 같은 방법으로 돌리면 된다.

하루 분량을 한꺼번에 만들어 냉장 보관해도 되나요? 실온에서 얼마나 보관할 수 있죠? 데워 먹어도 되나요?

건강식으로 먹는 일반인의 경우 냉장 보관해도 무방하지만 약으로 먹는 환자는 실온에 두는 것이 가장 좋다. 실온에 두어도 하루 정도는 괜찮으며 데워 먹어도 된다.

하루에 몇 컵을 마셔야 적당한가요?   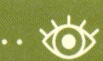

일반인은 아침 대용으로 2컵, 점심 · 저녁식사 1시간 전에 1컵씩, 이렇게 하루에 적어도 4컵을 마시는 게 좋다. 그러나 환자의 경우 하루 6컵은 마셔야 자연 치유를 돕는 영양소가 충분히 섭취되고 나아가 면역 체계와 자가 치유 시스템을 강화할 수 있다.

활성수와 증류수는 얼마나 마시는 것이 좋은가요?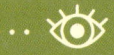

증류수는 미네랄이 전혀 없는 순수한 물(H_2O)이므로 매일 마실 수는 없다. 일반적으로 매달 연속 2주간 마시면서 체내의 무기 미네랄을 체외로 배출한다. 2주 후에는 증류수와 활성수를 각각 4컵씩 마신다. 활성수는 식물에서 추출한 유기 활성 미네랄 농축액을 희석한 물이다. 농축액 30g을 1갤런(약 3.8리터)의 증류수 혹은 알칼리수에 희석하면 바로 활성 미네랄수, 즉 활성수가 된다. 이는 우리의 몸이 바로 흡수할 수 있는 유기 미네랄이며 이를 통해 야채에 부족한 미네랄을 보충하고, 체내의 세포를 활성화시킨다. 만약 치료가 아닌 건강 유지를 위한 경우라면 정수기 물을 마셔도 된다.

14

쓴맛, 신맛, 매운맛을 싫어하는 사람은 어떻게 마시는 게 좋을까요?

자일리톨을 첨가하면 쓴맛을 줄일 수 있다(당뇨병 환자들은 당 조절을 위해 자일리톨을 극소량만 넣거나 구기자를 넣는다). 신맛을 없애려면 레몬과 같은 산성이 강한 과일은 빼면 된다. 하지만 산성이 강한 과일이 몸에는 좋다는 사실도 알아두자. 산성이 우리 몸에 흡수되면 알칼리성으로 변하면서 자가 치유력과 면역력이 좋아진다. 매운맛을 싫어한다면 심황과 같은 매운 재료를 적게 사용하다가 조금씩 양을 늘리는 것도 좋은 방법이다. 예를 들어 마늘 1쪽을 넣어야 한다면 처음엔 반 쪽으로 시작하는 것이다.

15 키위 껍질에 난 털이 야채과일즙에 들어가도 괜찮을까요?

믹서에 넣기 전에 털을 제거하는 것이 좋다. 시간이 있다면 흐르는 물에서 천이나 수건으로 과일 껍질에 난 털을 깨끗이 제거하고 믹서에 넣는다.

16 사과씨에 시안화물이라는 독소가 들어 있는데 먹어도 될까요?

50개의 사과를 한꺼번에 갈아 한 사람이 다 마신다면 중독으로 병원 신세를 질 것이다. 하지만 하루에 사과 몇 개만 가족이 나눠 먹으면 사과 속 영양소가 자가 치유 시스템과 면역계를 활성화시켜 우리 몸을 보호한다.

17 근대뿌리, 아마, 야자유 등은 어디서 구입하나요?

슈퍼마켓, 수입식품 판매점, 생식 판매점, 재래시장 및 인터넷 쇼핑몰에서 구입할 수 있으며 유기농 식품으로 사는 것이 좋다.

18 신선하게 구입할 수 없는 향신료도 있는데 말린 향신료도 가능하나요?

말린 것도 상관은 없지만 신선한 것이 가장 좋다.

19 꿀벌화분(Bee pollen)과 화분은 다른가요?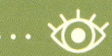

꿀벌화분은 꿀벌이 채집한 화분으로 일반 화분과는 다르다. 화분에 독이 있을 경우에는 벌이 먼저 죽어 화분을 벌집으로 가져올 수 없었을 것이기 때문에 꿀벌화분은 안전하다. 또한 꿀벌화분은 꿀벌 타액으로 소화된 것이므로 일반 화분보다 깨끗하다.

20 생선의 경우 꼭 정어리나 연어를 먹어야 하나요?

바닷물고기를 먹어야 하는 이유는 강에서 사는 물고기보다 중금속 함유량이 적기 때문이다. 따라서 정어리나 연어가 아니어도 바다에 서식하는 물고기를 먹는다면 괜찮다. 단, 생선을 먹을 때에는 몸에 해로운 중금속을 없애주는 효과가 있는 고수나물을 먹어서 중금속 섭취를 방지한다.

21 외식을 하고 싶은 경우 어떻게 하나요?

외식은 일주일에 한 번 정도만 한다. 육류나 어류, 조개류를 먹게 될 경우 식사 전에 미리 야채과일즙을 많이 마시면 식사량을 줄일 수 있다. 식사가 끝나면 빨리 섬유소를 섭취해 유해 물질이 흡수되기 전에 배출시킨다.

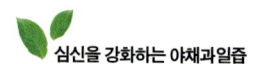

면역력을 높이는 야채과일즙

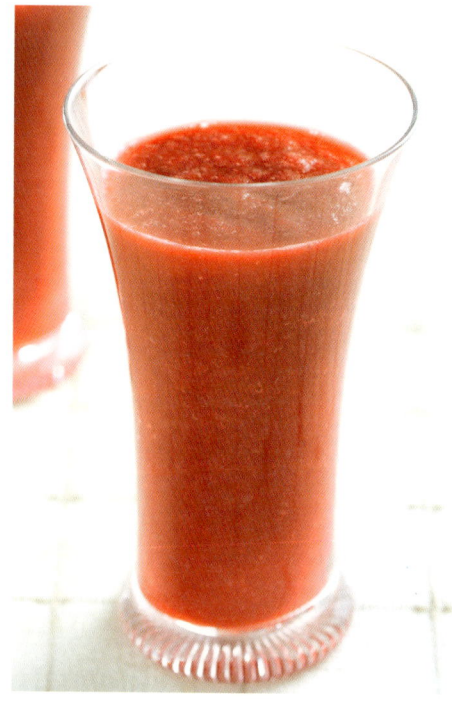

재료

중간 크기의 근대뿌리 1/2개, 당근 1개, 레몬 1/2개, 중간 크기의 토마토 2개, 딸기 6개, 사과 1/2개, 파인애플 1/4개

부재료

물 2컵 반, 심황 5개, 아마씨 1/2작은술, 소금 1/4작은술, 흰깨 1큰술

레시피

1. 근대뿌리의 껍질을 제거하고 토막 낸다.
2. 당근, 토마토, 사과, 파인애플을 적당한 크기로 자른다.
3. 레몬의 껍질을 도려내고 흰색 섬유, 과육, 씨는 남겨 둔다.
4. 물과 함께 나머지 모든 재료를 믹서에 넣고 갈아 마신다.

😋 달콤한 맛　🥛🥛🥛🥛🥛🥛 하루 6잔

🩺 오의사의 웰빙 처방

이 야채과일즙은 면역력을 키워 건강을 유지해주고 각종 질병을 예방하며 심장과 췌장 기능을 강화한다. 근육통을 완화할 뿐 아니라 혈당과 혈압을 낮추는 효과도 있는데 당뇨병 환자의 경우 과일은 많이 넣지 않는 것이 좋다.

뇌 기능을 활성화하는 야채과일즙

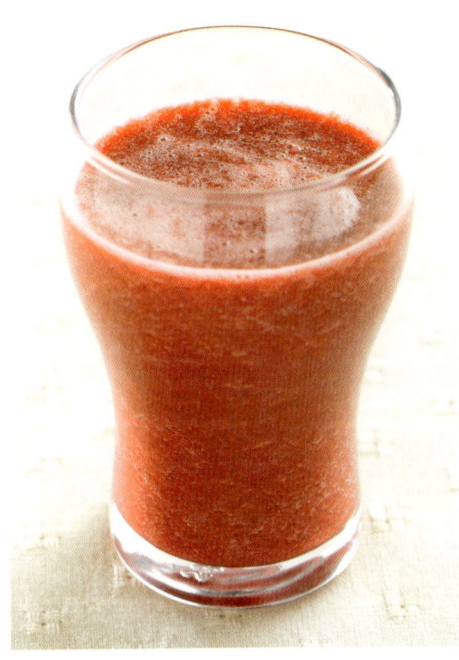

재료

중간 크기의 근대뿌리 1/2개, 당근 1개, 붉은 양배추 1장, 레몬 1/2개, 딸기 1컵, 블루베리 1컵(말린 블루베리로는 1/4컵), 복분자 딸기 또는 블랙베리 3~5알(뽕나무 열매인 오디로 대체 가능), 토마토 2개

부재료

물 2컵, 파슬리 1/2컵, 바질 1줌, 로즈마리 1줄기 반(말린 로즈마리로는 1/4작은술), 심황 5쪽, 구기자 2큰술

레시피

1. 근대뿌리의 껍질을 제거하고 당근, 토마토와 함께 적당한 크기로 자른다.
2. 레몬의 껍질을 도려내고 흰색 섬유, 과육, 씨는 남긴다.
3. 물과 함께 나머지 모든 재료를 믹서에 넣고 갈아 마신다.

😊 새콤달콤한 맛　　🥛🥛🥛🥛🥛🥛 하루 6잔

🩺 오의사의 웰빙 처방

이 야채과일즙은 헬리코박터 파일로리균을 없애고 소화를 도우며 위암을 예방한다. 또한 뇌 기능을 활성화하고 뼈를 튼튼히 하며 눈과 신장에도 좋고 체내 pH 균형을 유지해준다. 면역력과 자가 치유력을 높이는 효과도 있다.

재료 중 바질은 지중해와 동남아 지역에서 널리 쓰이는 약초로 냄새가 강해서 토마토 특유의 향을 덮어주는 역할도 한다.

근육과 뼈를 튼튼하게 하는 야채과일즙

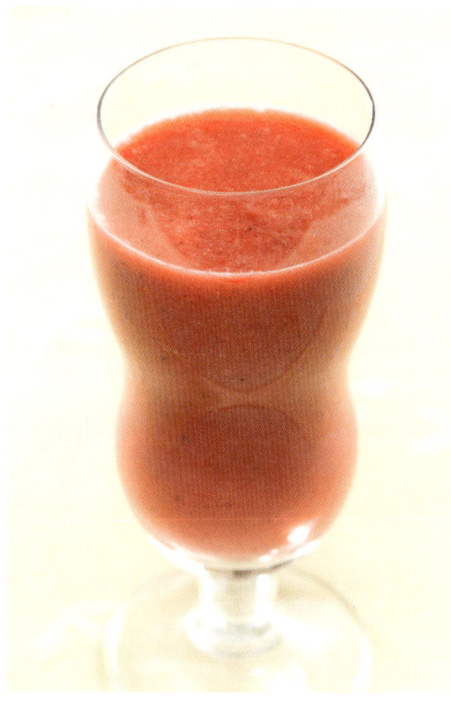

재료
근대뿌리 1/2개, 당근 1개, 옥수수 1/2개
(흰색, 노란색 모두 가능), 아보카도 1/2개, 레
몬 1/2개, 포도 반 송이(품종 무관), 딸기 1컵
반, 오렌지 1개

부재료
물 2컵, 파슬리 1/2컵, 심황 5쪽, 아마씨 2작
은술, 구기자 2큰술

레시피
1. 근대뿌리의 껍질을 제거하고 당근과 함
   께 적당한 크기로 자른다.
2. 옥수수 알을 준비하고 아보카도는 껍질
   만 깎고 씨는 남겨둔다.
3. 레몬과 오렌지는 껍질을 제거하고 흰색
   섬유, 과육, 씨는 남긴다.
4. 물과 함께 나머지 모든 재료를 믹서에 넣
   고 갈아 마신다.

😣 시큼 떨떠름한 맛   🥛🥛🥛🥛🥛🥛 하루 6잔

🩺 오의사의 웰빙 처방

이 야채과일즙은 면역력과 정신력을 강화하고 심혈관과 뇌혈관을 튼튼하게 하며 시
력을 향상하는 데도 탁월한 효과가 있다.

재료 중 딸기는 뼈와 혈관을 튼튼히 한다. 하지만 딸기의 까만 씨는 잠이 오게 하므로
적당량을 섭취하도록 한다. 물론 불면증에 시달리는 사람은 딸기를 더 많이 넣어도
된다.

소화를 돕는 야채과일즙

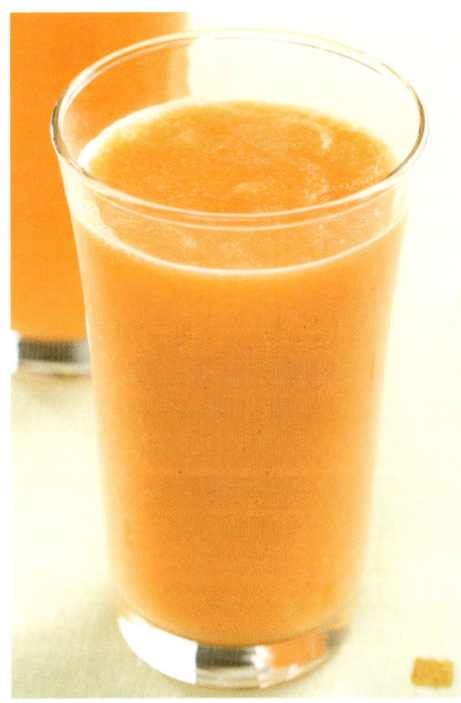

재료
당근 1개, 옥수수 1개(흰색, 노란색 모두 가능), 토마토 1개, 파인애플 반 통, 키위 1개, 모과 1/3개

부재료
물 2컵, 구기자 3큰술

레시피
1. 당근과 토마토를 적당한 크기로 자르고 옥수수 알을 준비한다.
2. 파인애플은 껍질만 깎고 심은 남겨둔다.
3. 키위는 껍질을 깎고 모과는 껍질째 토막 낸다.
4. 물과 함께 나머지 모든 재료를 믹서에 넣고 갈아 마신다.

😊 새콤달콤한 맛   🥛🥛🥛🥛🥛🥛 하루 6잔

🩺 오의사의 웰빙 처방

파인애플은 소화를 돕기 때문에 육류를 많이 먹는 사람이 반드시 먹어야 하는 과일이다. 파인애플이 많이 들어간 이 야채과일즙은 소화 기능을 촉진하고 위를 보호하며 대장암을 예방하고 눈과 피부도 맑게 한다.
근대뿌리 반 개와 곁들여 먹으면 효과가 배가된다.

노화를 방지하는 야채과일즙

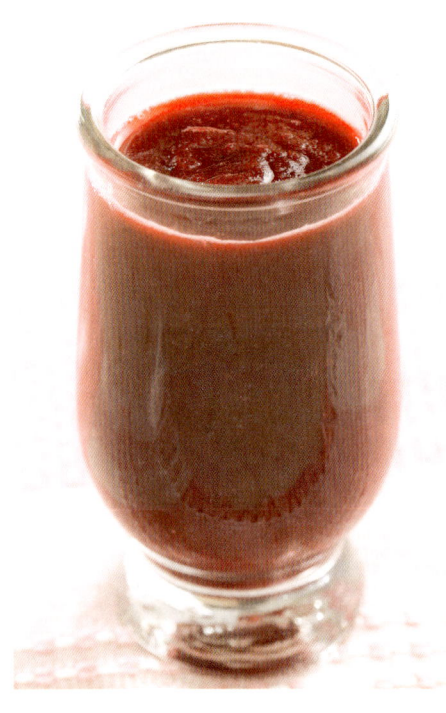

재료
근대뿌리 1/2개, 당근 1개, 토마토 1개, 포도 2컵(포도는 씨가 있는 것이 좋으며 머스커딘 품종도 가능), 블루베리 1컵(말린 블루베리로는 1/3컵), 레몬 1개

부재료
물 2컵, 구기자 3큰술, 심황 5쪽, 로즈마리 소량

레시피
1. 근대뿌리의 껍질을 제거하고 당근, 토마토와 함께 적당한 크기로 자른다.
2. 레몬은 껍질을 까고 흰색 섬유, 과육, 씨는 남긴다.
3. 물과 함께 나머지 모든 재료를 믹서에 넣고 갈아 마신다.

😄 달콤 쌉싸름한 맛　🥛🥛🥛🥛🥛🥛 하루 6잔

🩺 오의사의 웰빙 처방

이 야채과일즙은 심장과 신장 기능을 활성화하고 눈을 맑게 하며 각종 암을 예방하고 신경을 안정시킨다. 머스커딘 품종은 포도 중에서도 영양소가 가장 많은 것으로 유명하며 항암과 강력한 항산화 작용을 하는 레스베라트롤이 가장 많이 들어 있는 것으로 알려져 있다. 로즈마리는 신경을 안정시키는 데 효과적이다.

균형 있는 영양을 위한 야채과일즙

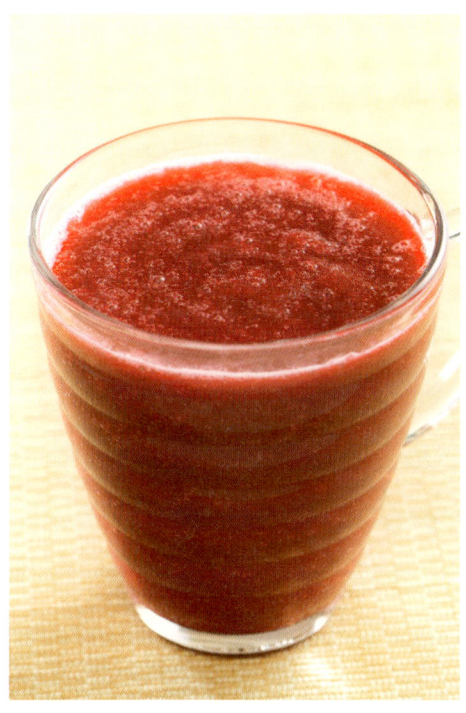

재료

작은 근대뿌리 1/2개, 무 1개, 방울토마토 한 접시(약 250g), 딸기 한 접시 혹은 적포도 한 접시, 사과 1/4개

부재료

물 2컵 반, 파슬리 2대, 흰깨 2작은술(약 10g), 구기자 1큰술(약 50g), 꿀벌화분 2작은술

레시피

1. 근대뿌리와 무의 껍질을 제거하고 적당한 크기로 자른다.
2. 물과 함께 나머지 모든 재료를 넣고 갈아 마신다.

😄 달콤한 맛   🥛🥛🥛🥛🥛🥛 하루 6잔

🩺 **오의사의 웰빙 처방**

호르몬의 균형을 유지하고 난소암과 유방암을 예방하는 이 야채과일즙은 면역력과 자가 치유력을 증강하며 뇌와 심장이 서로 균형 있게 기능하도록 돕는다.

녹색 토마토를 먹으면 근육이 시큰거릴 수도 있기 때문에 토마토는 반드시 붉은 것을 사용한다.

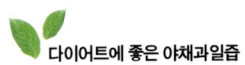
장을 깨끗이 청소하는 야채과일즙

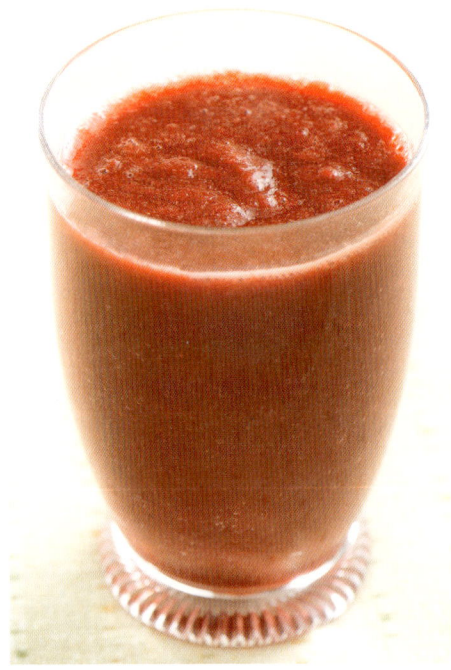

재료
중간 크기의 붉은색 근대뿌리 1개, 당근 1개, 셀러리 1대, 파인애플 2조각, 키위 2개, 레몬 1개

부재료
물 2컵, 마늘 1쪽, 호로파 가루 1/2작은술, 애기회향 가루 1/2작은술, 아마씨 2큰술, 검은깨 2큰술, 꿀벌화분 2작은술, 해염수 1/2작은술, 고수 6대, 생강 5조각, 구기자 3큰술

레시피
1. 근대뿌리의 껍질을 제거하고 당근, 셀러리와 함께 적당한 크기로 자른다.
2. 키위의 껍질을 깎고 레몬즙을 준비한다.
3. 물과 함께 나머지 모든 재료를 믹서에 넣고 갈아 마신다.

😖 톡 쏘는 쓴맛　🥛🥛🥛🥛🥛🥛 하루 6잔

🩺 오의사의 웰빙 처방

이 야채과일즙은 배변을 도와 장을 깨끗이 하며 혈당을 낮춘다. 파인애플은 단백질의 소화를 돕고 장운동을 원활히 한다. 비타민 C가 풍부한 키위는 칼륨 함유량도 많아 신장과 심장 기능을 강화한다. 취향에 따라 마늘을 적게 넣거나 빼도 좋다.

아침식사 대용으로 2잔, 점심·저녁식사 전에 각각 1잔, 오후에 2잔을 마셔 하루에 총 6잔을 마신다. 야채과일즙에 섬유 가루를 타서 마시면 매일 3~4회 대변을 볼 수 있다.

날씬한 몸을 위한 야채과일즙

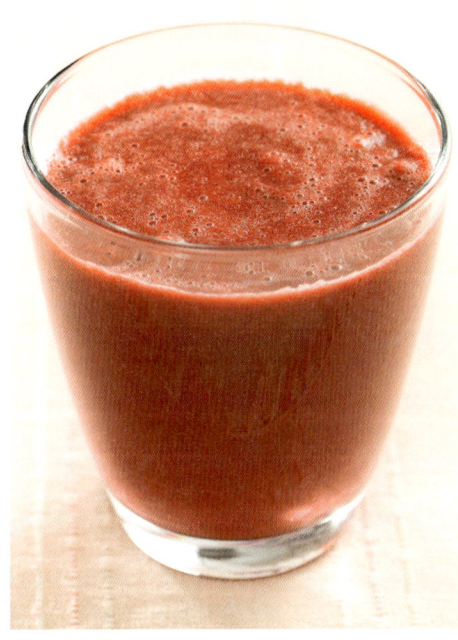

😖 약간 떫은맛　🥛🥛🥛🥛🥛🥛 하루 6잔

재료
중간 크기의 근대뿌리 1개, 붉은 양배추 2장, 오이 1/2개, 김 1장, 붉은 토마토 2개, 레몬 1개, 사과 1/2개(혹은 파인애플 1/4개), 포도 8알

부재료
물 2컵, 고수 3개, 파슬리 3개, 마늘 반쪽, 참깨 2작은술, 아마씨 2작은술, 호로파 가루 1/2작은술, 생강 5조각, 꿀벌화분 2작은술, 달걀노른자 2작은술, 해염수 1/2작은술

레시피
1. 근대뿌리의 껍질을 제거한다.
2. 오이는 껍질과 씨를 남겨둔 채 자르고 레몬즙을 준비한다.
3. 믹서에 물을 붓고 달걀노른자를 제외한 모든 재료를 넣고 간 후 달걀노른자를 넣고 저속으로 한 번 더 갈아 마신다.

🩺 **오의사의 웰빙 처방**

이 야채과일즙은 다이어트에 효과적이고 위와 심장을 튼튼히 한다. 또한 혈당과 혈압을 낮추고 암을 예방한다. 붉은 양배추에는 위암을 예방하는 인돌과 위의 기능을 강화하는 글루타민이 많이 들어 있다. 오이는 혈당과 혈압을 낮추고 김은 요오드를 다량 함유하고 있어 신진대사를 활발히 하여 소화를 돕는다. 호로파는 혈당과 중성지방 수치를 낮추고 혈액 순환을 돕는다.

피부미인을 위한 야채과일즙

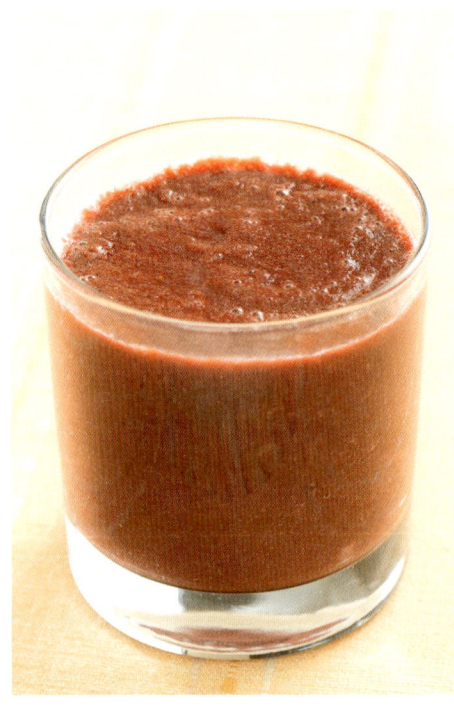

재료
중간 크기의 붉은색 근대뿌리 1개, 당근 1개, 아스파라거스 4대, 붉은 토마토 2개, 레몬 1개, 포도 8알

부재료
물 2컵, 클로렐라 20알, 바질 5잎, 박하잎 5개, 애기회향 가루 1/2작은술, 생강 5조각, 마늘 1/2쪽, 파슬리 5개, 아마씨 2작은술, 참깨 2작은술, 달걀노른자 2작은술, 해염수 1/2작은술

레시피
1. 근대뿌리는 껍질을 깎아 당근, 아스파라거스와 함께 토막 낸다.
2. 토마토는 토막 내고 레몬즙을 준비한다.
3. 믹서에 물을 붓고 달걀노른자를 제외한 모든 재료를 믹서에 넣고 간 후 달걀노른자를 넣고 저속으로 한 번 더 갈아 마신다.

😒 약간 떫은맛 　🥛🥛🥛🥛🥛🥛 하루 6잔

🩺 오의사의 웰빙 처방

이 야채과일즙은 뇌, 심장, 신장, 대장 건강에 좋고 뼈를 강화하며 몸매를 날씬하게 가꿔준다. 천연 이뇨제라고도 불리는 아스파라거스는 전해질의 평형을 유지해 신장에 매우 좋다. 클로렐라는 혈압과 콜레스테롤 수치를 낮추고 면역력을 키워주며 항산화 작용을 통해 활성 산소가 뇌세포를 손상시키지 못하게 한다. 녹색 식물에 들어 있는 엽록소는 피를 맑게 하고 수은이나 납 같은 중금속을 제거한다.

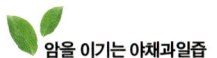
암을 예방하는 야채과일즙

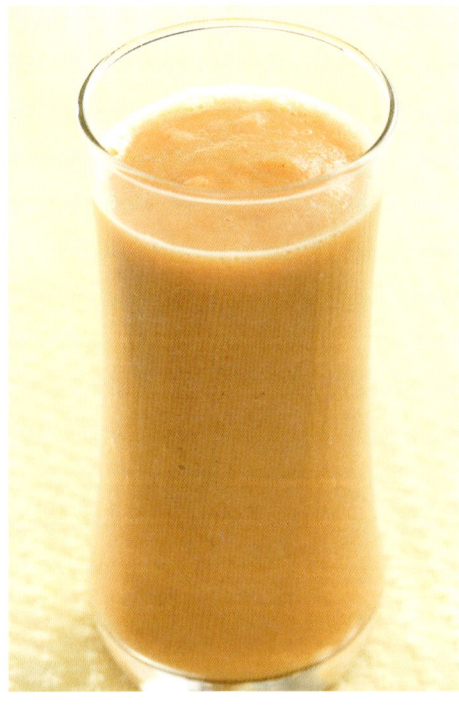

재료
당근 2개, 옥수수 1/2개(흰색, 노란색 모두 가능), 토마토 2개, 사과 1/2개, 자몽 1/4개, 오렌지 1/2개, 레몬 1개

부재료
물 2컵 반, 김 1/4장, 흰깨 2큰술

레시피
1. 모든 재료를 깨끗이 씻어 적당한 크기로 자르고 옥수수 알을 준비한다.
2. 사과는 껍질과 심 모두 토막 낸다.
3. 자몽, 오렌지, 레몬은 흰색 섬유, 과육, 씨만 남긴다.
4. 물과 함께 나머지 모든 재료를 믹서에 넣고 갈아 마신다.

😊 새콤달콤 쌉싸래한 맛　🥛🥛🥛🥛🥛🥛 하루 4~6잔

오의사의 웰빙 처방

이 야채과일즙은 유방암과 대장암을 예방하고 피를 맑게 하며 콜레스테롤 수치와 혈압을 낮춘다. 또한 갑상선 기능을 향상시키고 면역력과 자가 치유력을 키워준다.

일반인은 하루에 4잔을 마신다. 자가 치유력을 향상시켜야 하는 환자와 완치기에 접어든 환자는 하루에 6잔을 마신다. 감귤류는 피를 맑게 하지만 콜레스테롤 수치를 저하시켜 콜레스테롤 약과 함께 먹으면 부작용이 발생할 수 있으므로 현재 콜레스테롤 약을 복용하고 있는 사람은 이 야채과일즙을 마시지 말아야 한다.

난소암과 유방암에 특효인 야채과일즙

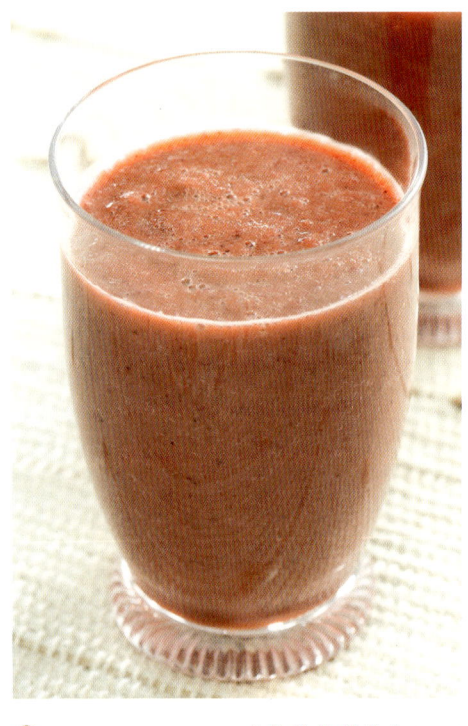

재료
양배추 싹 1컵(혹은 싹눈 양배추 2개), 당근 1개, 옥수수 1개(흰색, 노란색 모두 가능), 방울토마토 2컵(500cc), 사과 1개, 레몬 1개, 포도 8알, 석류 1개

부재료
물 2컵, 심황 5쪽, 아마 2큰술, 참깨 2작은술(흰깨, 검은깨 모두 가능), 코큐텐 3알, 구기자 3큰술

레시피
1. 당근과 사과를 적당한 크기로 자른다. 사과의 껍질과 내과피는 제거하지 않는다.
2. 레몬은 껍질을 까고 흰색 섬유, 과육, 씨만 남겨둔다.
3. 석류는 씨와 흰색 섬유를 남겨둔다.
4. 물과 함께 나머지 모든 재료를 믹서에 넣고 갈아 마신다.

😊 새콤달콤 쌉싸래한 맛 　🥛🥛🥛🥛🥛🥛 하루 6잔

🩺 오의사의 웰빙 처방

석류는 '다산을 부르는 사과' 라고 한다. 그만큼 비타민 C, 칼륨, 말산(사과산)이 풍부해 심장, 난소, 유방 관련 암을 예방하고 치료한다. 양배추 싹 속에 들어 있는 식물내재영양소는 양배추보다 3~10배 더 많아 암을 예방하고 치료하는 데 효과적이다. 난소암과 유방암 예방에 효과적인 싹눈 양배추는 주로 곁눈 주위의 잎을 먹는데 영양소가 풍부하고 특히 양배추류 중에서 단백질 함유량이 가장 많다.

위암, 후두암, 식도암을 예방하는 야채과일즙

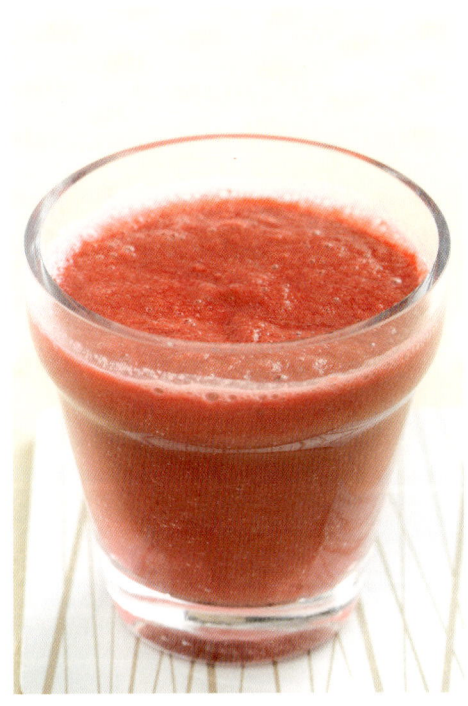

재료

중간 크기의 근대뿌리 1/2개, 알팔파 1컵, 콩나물 1/2컵, 팽이버섯 소량, 당근 1개, 붉은 양배추 1/8개, 레몬 1개, 붉은 토마토 2개, 머스커딘 포도 8알

부재료

물 2컵, 심황 5쪽, 브라질 넛(Brazil nut) 5알, 구기자 3큰술, 아마씨 2작은술, 꿀벌화분 2작은술, 코큐텐 3알, 바질 8잎, 파슬리 5개

레시피

1. 붉은 근대뿌리는 껍질을 제거한다.
2. 붉은 양배추는 심을 제거하지 않은 채 토막 낸다.
3. 레몬은 껍질을 까고 흰색 섬유, 과육, 씨는 남긴다.
4. 물과 함께 나머지 모든 재료를 믹서에 넣고 갈아 마신다.

😊 새콤달콤한 맛   🥛🥛🥛🥛🥛 하루 6잔

🩺 오의사의 웰빙 처방

이 야채과일즙은 위암을 예방하고 심장을 튼튼하게 만든다. 또한 후두암과 식도암을 예방하고 지방간을 없애준다. 코큐텐은 난소 세포를 활성화하고, 심장의 혈액 순환을 돕는다. 리코펜이 다량 함유된 붉은 토마토는 심장병을 예방하고 각종 암을 예방하는 탁월한 효과가 있다. 포도는 머스커딘 품종 대신 적포도를 사용해도 좋다.

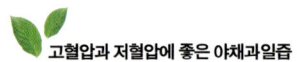
피를 맑게 하는 야채과일즙

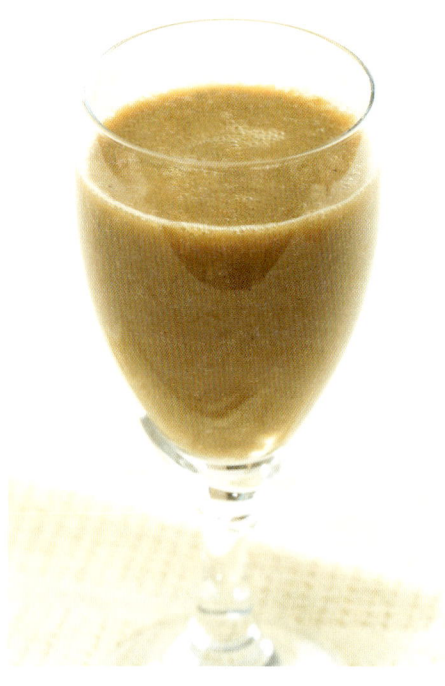

재료
당근 1개, 오이 1/2개, 아욱 3대, 토마토 2개, 아보카도 1개, 레몬 1개, 적포도 1/2컵

부재료
물 2컵 반, 고수 1/2컵, 말린 목이버섯 1/2컵, 구기자 3큰술, 매운 붉은 고추 1개, 파슬리 1/2컵, 마늘 반쪽, 달걀노른자 2작은술

레시피
1. 목이버섯을 깨끗이 씻어 충분히 불린다.
2. 오이는 껍질째 토막 낸다.
3. 아보카도는 껍질을 버리고 씨는 남겨둔다.
4. 레몬은 껍질을 까고 흰색 섬유, 과육, 씨만 남겨두고 마늘은 껍질을 깐다.
5. 적포도는 껍질과 씨를 그대로 둔다.
6. 구기자는 뜨거운 물에 깨끗이 씻는다.
7. 달걀노른자를 제외한 나머지 재료를 믹서에 갈고 달걀노른자를 넣어 다시 저속으로 10초 동안 간다.

😊 톡 쏘며 달콤한 맛　🥛🥛🥛🥛🥛🥛 하루 6잔

🩺 오의사의 웰빙 처방

이 야채과일즙은 심혈관과 뇌혈관을 맑게 하고 혈압을 낮춘다. 또한 심장 기능과 기억력을 향상시키고 콜레스테롤 수치를 낮춘다. 근대뿌리 1/2개를 첨가하면 효과를 배가할 수 있다. 아침식사 대용으로 2잔, 점심 · 저녁식사 1시간 전에 각각 1잔, 그리고 오후에 2잔을 마셔 하루에 총 6잔을 마실 것을 권한다. 섬유 가루 3큰술을 첨가해서 마시면 하루에 많게는 3회 대변을 볼 수 있다.

고혈압 환자에게 좋은 야채과일즙

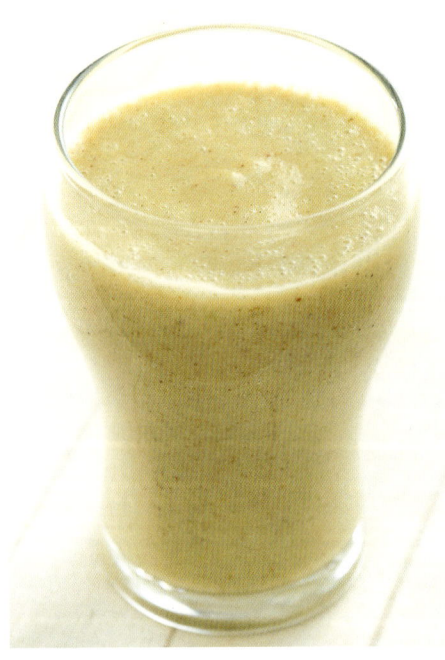

재료
당근 1개, 오이 1/2개, 셀러리 3대, 토마토 2개, 사과 1/2개, 키위 2개, 알팔파 소량

부재료
물 1컵, 무가당 두유 1컵, 마늘 반쪽, 흰깨 2큰술, 달걀노른자 2작은술, 아마씨 2작은술, 섬유 가루 2큰술

레시피
1. 당근과 토마토는 자르고 오이와 셀러리는 그대로 토막 낸다.
2. 사과는 껍질과 심을 그대로 두고 키위는 껍질을 벗긴다.
3. 달걀노른자와 섬유 가루를 제외한 나머지 재료를 믹서에 넣어 간 후 달걀노른자를 넣어 다시 저속으로 10초 동안 간다. 마시기 전에 섬유 가루를 탄다.

😊 새콤달콤한 맛　🥛🥛🥛🥛🥛🥛 하루 6잔

🩺 오의사의 웰빙 처방

이 야채과일즙은 고혈압을 개선한다. 근대뿌리 1/2개를 첨가하면 효과를 배가할 수 있다. 아침식사 대용으로 2잔, 점심·저녁식사 1시간 전에 각각 1잔, 오후에 2잔을 마셔 하루에 총 6잔을 마실 것을 권한다. 기름으로 조리한 음식을 피하고 매일 1~2회 30분씩 조깅을 하면 효과적으로 혈압을 낮출 수 있다.

저혈압 환자에게 좋은 야채과일즙

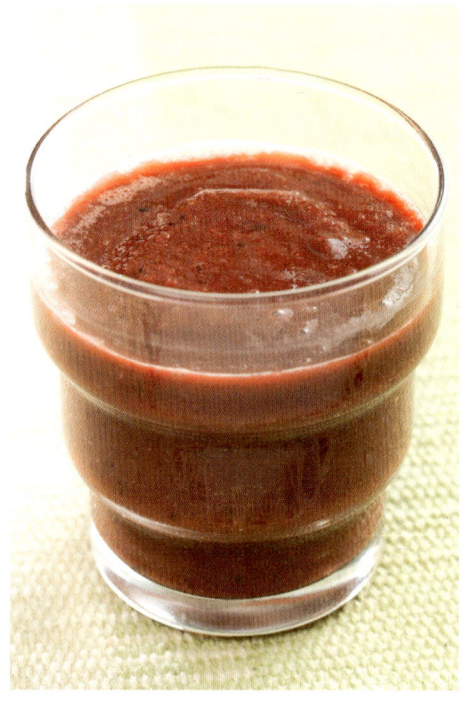

재료

중간 크기의 붉은 근대뿌리 1개, 당근 1개, 토마토 2개, 흑포도 1/2컵, 고욤나무 열매 1/2컵, 키위 1개

부재료

물 2컵, 심황 5쪽, 구기자 2큰술, 검은깨 2큰술, 아마씨 2작은술, 후춧가루 1/2작은술, 감초 1작은술, 애기회향 가루 1/4작은술, 해염수 1작은술

레시피

1. 붉은 근대뿌리와 키위는 껍질을 깎는다.
2. 당근과 토마토는 적당한 크기로 자른다.
3. 흑포도는 씨와 껍질을 제거하지 않는다.
4. 물과 함께 나머지 모든 재료를 믹서에 넣고 갈아 마신다.

😊 달콤한 맛　🥛🥛🥛🥛🥛🥛 하루 6잔

🩺 **오의사의 웰빙 처방**

일반적으로 저혈압인 사람은 저혈당인 경우가 많기 때문에 이 야채과일즙을 권한다. 해염수를 첨가하면 효과를 더 볼 수 있다. 저혈압일 경우 대부분 신장 기능이 약하므로 검은깨, 검은콩, 흑찹쌀 등 검은 곡식을 많이 먹으면 좋다. 또한 햇볕을 쬐면서 30분가량 조깅을 하도록 한다.

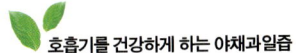
코와 목을 시원하게 뚫어주는 야채과일즙

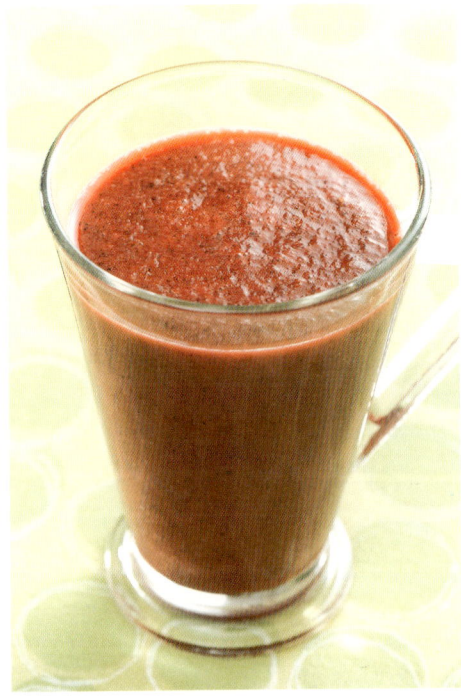

재료
작은 크기의 근대뿌리 1개, 당근 1개, 토마토 2개, 신선한 블루베리 1/2컵, 키위 2개, 용과 1/2개

부재료
물 2컵, 고수 1/4개, 구기자 3큰술, 아마씨 2작은술, 꿀벌화분 1/2작은술, 갈지 않은 과립 상태의 후추 10알

레시피
1. 근대뿌리는 껍질을 깎고 당근과 토마토는 잘라 놓는다.
2. 키위와 용과는 껍질을 깎아 반토막으로 자른다.
3. 고수는 곱게 빻고 구기자는 뜨거운 물에 몇 분간 담가 놓는다.
4. 물과 함께 나머지 모든 재료를 믹서에 넣고 갈아 마신다.

😊 새콤달콤한 맛   🥛🥛🥛🥛🥛🥛 하루 6잔

🩺 오의사의 웰빙 처방 ─────

이 야채과일즙은 신선할 때 마신다. 후추는 5알부터 시작해 양을 늘리며 호흡기가 좋지 않은 사람은 수박 등 박과(科) 식물이나 땅콩, 바나나, 배를 먹지 않는다. 어리고 작은 로즈마리 잎을 넣으면 막힌 코가 뚫린다. 잠자리에 들기 전에 자일리톨 2큰술을 따뜻한 물 400cc에 타서 가글하면 콧속이 맑아진다. 물을 입속에 머금고 고개를 뒤로 젖혀 목구멍으로 보내 가볍게 가글한다. 그리고 물을 삼키지 말고 콧속으로 보내고 고개를 숙여서 물이 밖으로 흘러나오도록 한다. 물 400cc를 다 빼낼 때까지 이 동작을 반복한다.

폐 기능을 강화하는 야채과일즙

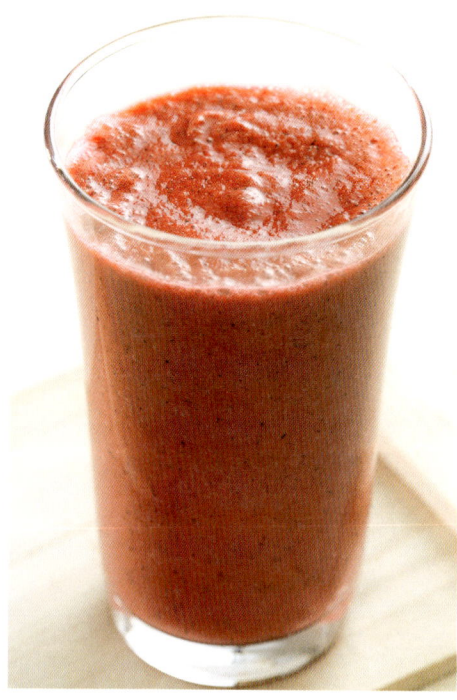

재료

근대뿌리 1/2개, 당근 2개, 흰 옥수수 2개,
양파 1/2컵, 토마토 2개, 용과 1/2개, 검은
대추 3개

부재료

물 2컵, 심황 5쪽, 살구씨 10알, 꿀벌화분 2
작은술

레시피

1. 근대뿌리는 껍질을 깎고 당근과 토마토
   는 잘라 놓는다.
2. 옥수수는 알을 뺀다. 양파는 다지고 용과
   는 껍질을 깎은 후 토막 낸다.
3. 물과 함께 나머지 모든 재료를 믹서에 넣
   고 갈아 마신다.

😊 달콤한 맛   🥛🥛🥛🥛🥛🥛 하루 6잔

🩺— 오의사의 웰빙 처방 ———————————————————

아침식사 대용으로 2잔, 점심 · 저녁식사 1시간 전에 각각 1잔, 오후에 2잔을 마셔서
하루에 총 6잔을 마신다. 폐가 허약한 사람은 술, 바나나, 배, 수박, 탄산음료, 찬물은
피하고 밀가루 음식을 적게 먹는다. 그리고 일찍 자고 심호흡을 자주 하는 것이 좋다.
또한 활성수 6잔에 목별자(木鼈子, 해열 · 해독제로 쓰임) 하나를 넣어 2컵 분량을 달인 후
후추 1/2작은술을 넣어 아침과 저녁에 따뜻하게 마신다. 폐 기능을 강화하려면 아몬드
1줌, 현미 1줌을 물 500cc와 함께 믹서에 넣고 갈아 마셔도 좋다.

폐암을 예방하는 야채과일즙

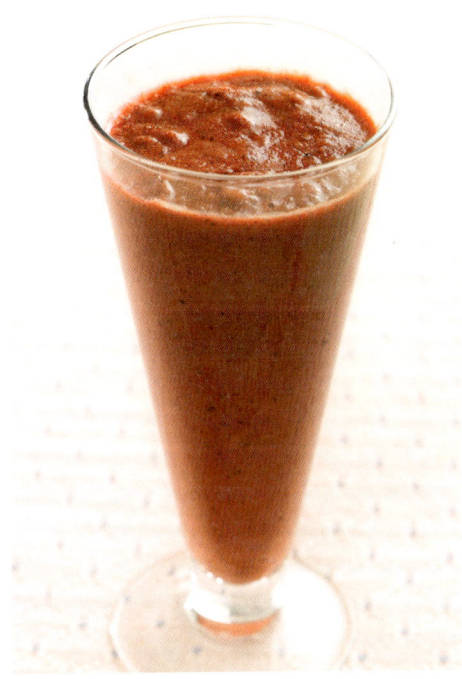

재료
붉은 근대뿌리 1개, 흰색 콜리플라워 1/2컵 (120g), 당근 2개, 양파 1/2컵, 토마토 2개, 아보카도 1/2개, 신선한 블루베리 1/2컵, 레몬 1개, 흑포도 10알, 용과 1/2개

부재료
따뜻한 물 2컵, 마늘 1/2쪽, 심황 5쪽, 고수 1/4컵, 파슬리 1/2컵, 강황 1/2작은술, 구기자 3큰술, 아마씨 3작은술, 흰깨 3작은술, 박하잎 4장, 로즈마리 소량

레시피
1. 근대뿌리는 껍질을 제거하고 콜리플라워는 줄기째 토막 낸다. 양파는 다진다.
2. 아보카도와 레몬, 용과는 껍질만 제거한다.
3. 흑포도는 껍질과 씨를 모두 사용하고 고수와 파슬리는 다진다.
4. 따뜻한 물과 함께 나머지 모든 재료를 믹서에 넣고 갈아 마신다.

😊 달콤하고 식욕을 돋우는 맛　🥤🥤🥤🥤🥤🥤 하루 6잔

🩺 **오의사의 웰빙 처방**

이 야채과일즙은 폐암을 예방하고 폐와 대장 기능을 강화한다. 강황은 항균 작용이 뛰어나고 간에 좋으며 쓸개즙이 지방을 분해하도록 돕는다. 강황은 알츠하이머병에 따른 노인성 치매를 예방하는 데 탁월하다는 연구 결과도 있다.
기침을 많이 하면 목별자, 붉은 대추, 감초, 꿀에 절인 대추, 생강, 후춧가루를 물에 넣고 끓인 후 구기자를 넣어 바로 따뜻하게 마신다.

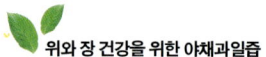

변비를 없애는 야채과일즙

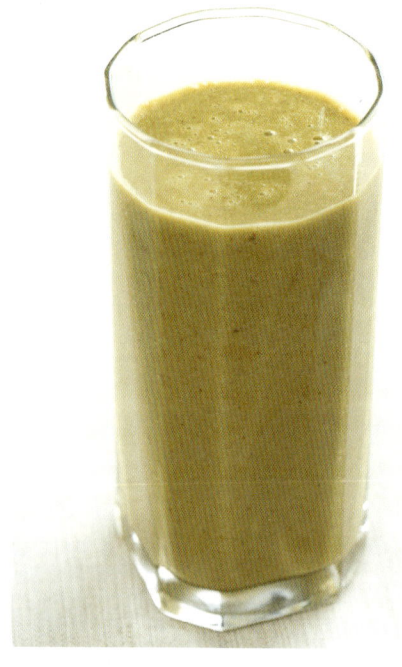

재료

옥수수 1개(흰색, 노란색 모두 가능), 시금치 1 줌, 파인애플 3조각(길이 6cm, 두께 2cm), 레몬 1/2개, 무화과 5개, 꿀에 절인 대추 5알

부재료

물 2컵 반, 헤이즐넛 1/4 또는 1/2컵, 아마씨 3작은술, 흰깨 3작은술, 구기자 3큰술, 섬유 가루 1큰술

레시피

1. 모든 재료를 깨끗이 씻고 옥수수 알을 준비한다.
2. 파인애플은 껍질만 까고 심은 남긴다.
3. 레몬은 껍질을 제거하고 흰색 섬유, 과육, 씨는 남긴다.
4. 섬유 가루를 제외한 나머지 재료를 믹서에 넣고 간 후 섬유 가루를 탄다.

😊 달콤한 맛　🥛🥛🥛🥛🥛🥛 하루 6잔

오의사의 웰빙 처방

이 야채과일즙은 변비를 없애고 결장(대장의 일부로 잘록창자라고도 불림)을 튼튼히 한다. 효과를 더 보려면 올리브유 1큰술과 야자유 1큰술에 소량의 자몽즙을 섞어 마신다. 매일 3회 이상의 배변을 위해서 물 한 컵에 섬유 가루 3큰술과 야자유를 넣고 가볍게 흔들어 만든 음료를 하루 3회 이상 마신다.

위와 장을 보호하는 야채과일즙

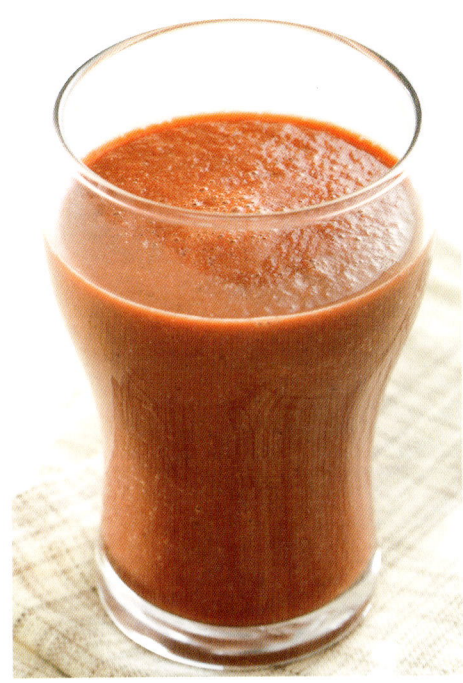

재료
시금치 1줌, 중간 크기의 근대뿌리 1개, 당근 1개, 토마토 1개, 파인애플 3조각(길이 6cm, 두께 2cm), 키위 2개, 모과 1/3개

부재료
물 2컵, 박하잎 5장, 바질 5잎, 심황 5쪽, 헤이즐넛 1/4컵, 검은깨 3작은술, 애기회향가루 1/2작은술

레시피
1. 근대뿌리와 키위는 껍질을 깎고 자른다. 당근과 토마토는 토막 낸다.
2. 파인애플은 심은 남겨놓고 껍질만 깐다. 모과는 껍질과 씨를 남기고 자른다.
3. 물과 함께 나머지 모든 재료를 믹서에 넣고 갈아 마신다.

😊 새콤하고 떫은맛　🥤🥤🥤🥤🥤🥤 하루 6잔

🩺 오의사의 웰빙 처방

이 야채과일즙은 대장과 위를 강화하고 대장 경련과 복통을 예방한다. 물 한 컵에 섬유 가루 3큰술, 야자유 1큰술을 타서 가볍게 흔들어 하루 3회 이상 마시면 매일 3회 이상 배변할 수 있다. 공복이나 야채과일즙을 마시기 30분 전에 복합 유산균 3알을 2~3회 먹어도 된다. 중간 크기의 근대뿌리 1개를 추가하면 효과가 더욱 커진다.

간 기능을 향상시키는 야채과일즙

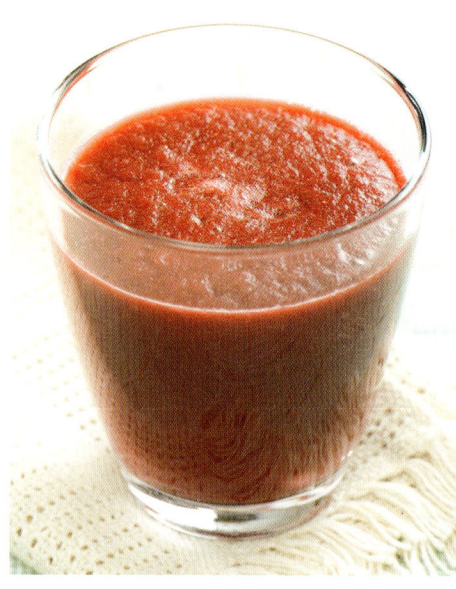

😊 달콤한 맛　🥛🥛🥛🥛🥛🥛 하루 4~6잔

재료
중간 크기의 근대뿌리 1개, 알팔파 1/2컵, 아스파라거스 3대, 붉은 양배추잎 여러 장, 배 1/2개(혹은 녹색 껍질의 배나 파란 사과), 아보카도 1/2개, 레몬 1개

부재료
물 2컵, 심황 5쪽, 로즈마리 소량, 구기자 3큰술, 파슬리 5대, 고수 5~6대, 달걀노른자 2~3작은술

레시피
1. 근대뿌리는 껍질을 깎고 아스파라거스와 함께 적당한 크기로 자른다.
2. 배는 껍질째 자르고 아보카도는 씨는 남기고 껍질은 깎는다.
3. 레몬은 껍질을 깎고 흰색 섬유, 과육, 씨만 남겨둔다.
4. 달걀노른자를 제외한 모든 재료를 믹서에 넣고 간다. 달걀노른자를 넣은 후 다시 저속으로 10초 더 갈아준다.

🩺 오의사의 웰빙 처방

간에 좋은 이 야채과일즙은 식사 30분 전에 마시는 것이 좋다. 간을 건강하게 하려면 술을 멀리해야 하며 생선탕, 생선찜 등 찌거나 끓인 음식을 많이 먹어야 한다. 봄과 여름이 제철인 아티초크(엉겅퀴와 비슷한 국화과의 풀)를 찌거나 끓여 먹으면 간 기능이 향상된다. 샐러드도 간에 좋은데 샐러드에는 민들레잎을 넣어서 먹도록 한다.

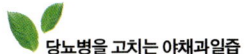

저혈당을 개선하는 야채과일즙

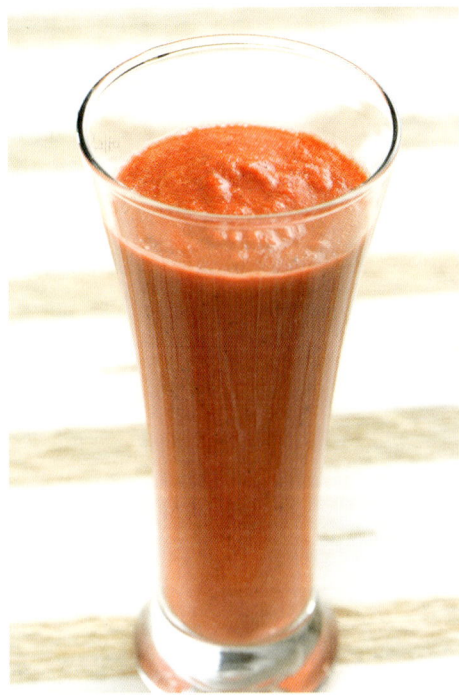

재료

작은 크기의 근대뿌리 1개, 당근 1개, 옥수수 1개(흰색, 노란색 모두 가능), 오이 1개, 고구마 1개, 토마토 1개, 레몬 1개, 신선한 블루베리 1/2컵

부재료

물 2컵 반, 구기자 3큰술, 애기회향 가루 1/4작은술, 월계수잎 5장, 감초 1작은술, 꿀 벌화분 3작은술, 후춧가루 5알

레시피

1. 근대뿌리는 껍질을 벗기고 당근과 토마토는 적당한 크기로 자른다.
2. 옥수수 알을 준비한다. 오이는 껍질을 까고 고구마는 껍질째 자른다.
3. 레몬은 껍질을 까고 흰색 섬유, 과육, 씨는 남긴다.
4. 물과 함께 나머지 모든 재료를 믹서에 넣고 갈아 마신다.

😊 새콤달콤한 맛　🥛🥛🥛🥛🥛🥛　하루 4~6잔

🩺 오의사의 웰빙 처방 ───────────────

저혈당은 당뇨병의 시작이다. 저혈당인 경우 부침, 튀김, 볶음, 구이 요리를 피하고 고기의 비계는 먹지 않는다. 국수, 빵, 면, 만두 등 밀가루 음식을 피하고 감자, 고구마, 옥수수, 해산물, 해조류, 살코기를 먹어야 한다. 특히 채소와 과일을 많이 섭취하면 좋다. 혈당의 균형을 잡아주어야 하므로 하루 5~6번 적은 양으로 식사를 한다.

고혈당과 고혈압을 개선하는 야채과일즙

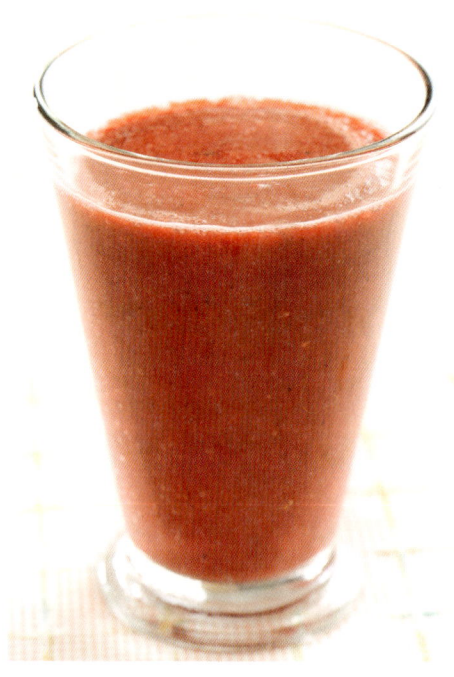

재료
중간 크기의 근대뿌리 1/2개, 근대잎 3장(줄기에서 잎까지), 여주 1/2개(흰색, 녹색 모두 가능), 오이 1/2개, 신선한 블루베리 1/2컵, 레몬 1개

부재료
물 2컵, 생강 1덩어리(3g), 계핏가루 1/4작은술(애기회향 가루로 대체 가능), 꿀벌화분 2작은술, 구기자 3큰술

레시피
1. 근대뿌리는 껍질을 벗기고 여주는 씨는 놔두고 토막 낸다.
2. 오이는 껍질째 적당한 크기로 자른다.
3. 레몬은 껍질을 도려내고 흰색 섬유, 과육, 씨는 남긴다.
4. 구기자는 뜨거운 물에 담가놓는다.
5. 물과 함께 나머지 모든 재료를 믹서에 넣고 갈아 마신다.

😊 새콤달콤 쌉싸래한 맛　🥛🥛🥛🥛🥛🥛 하루 4~6잔

🩺 오의사의 웰빙 처방

이 야채과일즙은 혈당을 조절하고 혈압을 낮춰주어 1형 당뇨병과 2형 당뇨병 치료에 모두 효과적이다. 아침식사 대용으로 1컵, 점심·저녁식사 1시간 전에 각각 1컵, 오후 2시에도 1~2컵 마신다. 당뇨병 환자는 국수와 빵, 케이크와 과자같이 단 음식, 기름에 조리한 음식은 피한다. 특히 땅콩과 유제품을 먹어서는 안 된다. 원활한 배변을 위해 섬유 가루 3큰술, 야자유 1큰술을 물에 타 하루 1컵씩 마시면 좋다.

2형 당뇨병을 치료하는 야채과일즙

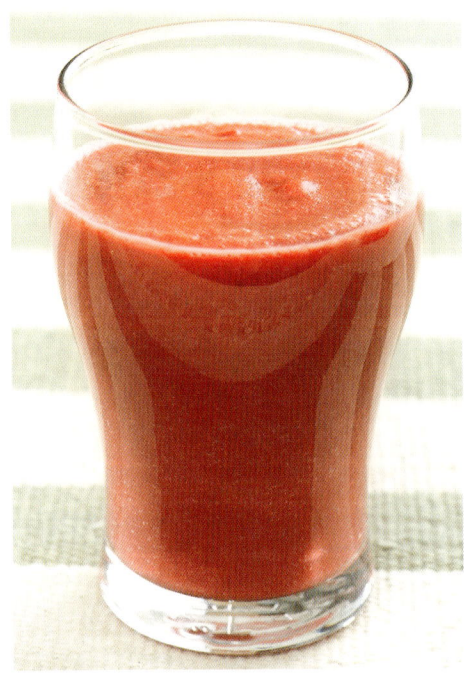

재료
중간 크기의 근대뿌리 1/2개, 근대잎 1장(줄기에서 잎까지), 당근 1개, 옥수수 1개(흰색, 노란색 모두 가능), 토마토 2개, 레몬 1개

부재료
물 2컵 반, 심황 5쪽, 아마씨 3작은술, 구기자 3큰술, 라일락 가루 1/4작은술(호로파 가루 1/2작은술이나 계핏가루 1/4작은술로 대체 가능), 꿀벌화분 2작은술

레시피
1. 근대뿌리는 껍질을 벗기고 당근과 토마토는 적당한 크기로 자른다.
2. 오이는 껍질째 자르고 옥수수는 알갱이를 뺀다.
3. 구기자는 뜨거운 물에 담가 놓는다.
4. 레몬은 껍질을 도려내고 흰색 섬유, 과육, 씨는 남긴다.
6. 물과 함께 나머지 모든 재료를 믹서에 넣고 갈아 마신다.

😊 새콤달콤 쌉싸래한 맛 🥤🥤🥤🥤🥤 하루 4~6잔

🩺 오의사의 웰빙 처방

이 야채과일즙은 혈당을 조절해 2형 당뇨병을 치료한다. 콜레스테롤과 혈압을 낮추며 다이어트 효과도 있다. 근대에는 인슐린과 비슷한 식물내재영양소가 함유되어 있기 때문에 혈당을 낮추고 피로를 해소한다. 오이는 혈당과 혈압을 낮추고 라일락 가루는 혈당, 중성 지방, 콜레스테롤 수치를 낮춘다. 호로파 가루는 혈당을 조절하고 중성 지방 수치를 낮추며 이로운 콜레스테롤 수치를 높인다. 당뇨병 환자에게는 운동이 중요하므로 햇볕이 좋은 날 30분 정도 하루에 2번 산보하도록 한다.

믹서 판매 정보

- 오영지 박사가 말하는 믹서의 조건을 안내합니다.
- 최소 3마력 이상의 믹서로 갈아야 과일의 씨나 내과피도 부드럽게 갈리기 때문에 야채, 과일 껍질, 씨에 들어 있는 식물내재영양소를 쉽게 섭취할 수 있습니다.
- 영양소를 파괴하지 않기 위해 작동 후 내부 온도는 39℃를 넘지 않아야 합니다.

국내에서 구입 가능한 믹서와 모델 특징

오영지 박사의 기준에 맞는 믹서는 수입품인 美 블렌텍 Q시리즈 등은 200만원 이상입니다. 2013년부터 국내에서 제작된 리큅 LB-32hp는 미국과 한국에서 동시 판매되고 있는 제품입니다. 한국에서 제작된 리큅 LB-32hp 제품을 소개합니다.

제조사	모델명	마력	정가	특징
리큅 (L'EQUIP)	LB-32hp	3.2	398,000원	<u>2,400W</u> <u>작동 1분 30초 후 약 28℃</u> 30,000RPM 안전센서 입체 칼날(재료가 칼날에 끼는 것을 막음)

- 독자들의 편의를 위해 오영지 박사가 제시한 조건을 충족하는 믹서 제품을 싣습니다.
- 독자들을 위한 특별 할인 혜택을 드립니다.
  - 정가 398,000원을 280,000원에 구입할 수 있습니다.
- 쿠폰을 잘라서 촬영하신 후 아래 이메일로 보내주시면, 리큅 믹서 LB-32hp를 특별 할인가로 구입하실 수 있습니다. (반드시 쿠폰을 잘라서 촬영 하십시오.)
- ㈜ 리큅 02-1566-6563 david@lequip.kr www.lequip.kr

리큅 LB-32hp
할인 쿠폰